U0304878

女中医写给全家人的
《黄帝内经》
养生智慧书

王芳芳◎著

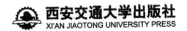

西安交通大学出版社
XI'AN JIAOTONG UNIVERSITY PRESS

图书在版编目（CIP）数据

女中医写给全家人的《黄帝内经》养生智慧书／王
芳芳著．—西安：西安交通大学出版社，2016.6
　ISBN 978-7-5605-8484-3

　Ⅰ.①女… Ⅱ.①王… Ⅲ.①《内经》—养生（中医
）Ⅳ.①R221

中国版本图书馆CIP数据核字（2016）第101805号

书　　名	女中医写给全家人的《黄帝内经》养生智慧书
著　　者	王芳芳
责任编辑	李　晶
文字编辑	张雪冲

出版发行　西安交通大学出版社
　　　　　（西安市兴庆南路10号　邮政编码710049）
网　　址　http://www.xjtupress.com
电　　话　（029）82668805　82668502（医学分社）
　　　　　（029）82668315　（总编办）
传　　真　（029）82668280
印　　刷　北京欣睿虹彩印刷有限公司

开　　本　880mm×1280mm　1/32　印张　10　字数　232千字
版次印次　2016年9月第1版　　2016年9月第1次印刷
书　　号　ISBN 978-7-5605-8484-3/R•1179
定　　价　39.80元

读者购书、书店添货、如发现印装质量问题，请通过以下方式联系、调换。
订购热线：（029）82665248　82665249
投稿热线：（029）82668805
读者信箱：medpress@126.com

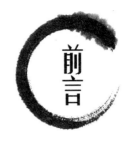

前言

作为一名医师，每天接触各色病人，其症不同，但其状相似，均痛苦不堪。素体康健之人，药石可医，而素体弱、损耗无节之人，则投之罔效，非刀钳相加不能，甚或不医。故医师所医，乃可医之人。

古圣人有云："法于阴阳，和于数术，食饮有节，起居有偿，不妄作劳"，然后能达天寿。现代社会，人们工作竞争激烈，生存压力大，生活习惯往往悖阴阳而动，更无论数术；有甚者，恣意饮食，颠倒起居，"以酒为浆，以妄为常，醉以入房，欲竭其精"。因此现在早死、猝死者多，许多重病也年轻化，成为家庭的沉重负担。

人世间每天上演着各种悲欢离合，而其中老、病、死是我们不可阻挡和改变的。要想减轻这种自然规律带给我们的痛苦，就必须注重养生。

男人是家中的顶梁柱，一个稳固的家庭往往离不开男人的支撑，在房子、教育、医疗等日渐增大的压力面前，男人需要强健的体魄和坚毅的心性，这样才有资本迎接挑战、迎难而上，为家庭开辟光明的未来。

女人是家庭的灵魂，家庭的温馨与快乐来自于女人无私的付出。而现代社会中的女人既要在职场奋勇搏杀，又要养儿育女，照顾家庭。在这些压力下，爱自己的女人必须会很好地保养自己，使自身充满正能量，这样才能把爱更好地传播出去。

操劳一生，每个人都会走向晚年，每个人都期待一个安宁美好的老年生活，而此种种都建立在身体健康的基础之上，老年人学会养生，保养好身体，既是家庭之福，也是社会之福。

孩子是家庭的希望，很多家长都竭尽全力地为孩子的成长铺路，而孩子的身体素质则是其中最基础的一环。在西医西药为主流的今天，西药的副作用日益凸显，如何预防疾病成了小儿养生最重要的方面。食疗胜于药补，以食物之偏性调稚儿阴阳之偏，阴阳和合则无病。

故养生，实为长养生命，未病之时就应将养，若已病或年高，乃事养生，虽可补牢，已失却先机。人应天地之气而生，人的养生法则应自然法则而动，"天人合一"不仅是一个概念，更是养生的基本准则。顺应自然，不逆天而动，是生命的基础。从《黄帝内经》来看养生，正是基于此而为。学习《黄帝内经》，和古哲人一起养生。衷心祝愿全天下的男人、女人、老人和孩子都能安康喜乐！

王芳芳

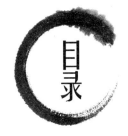

目录

第三章 《黄帝内经》体质养生秘笈：
最好的医生是自己

第四章　《黄帝内经》经络养生秘笈：
人体健康的大药

第五章 《黄帝内经》四时养生秘笈：
紧跟节气，别让身体过气

第六章 《黄帝内经》十二时辰养生秘笈：
一天之中如何养生

人体常用穴位取穴图

手太阴肺经经穴

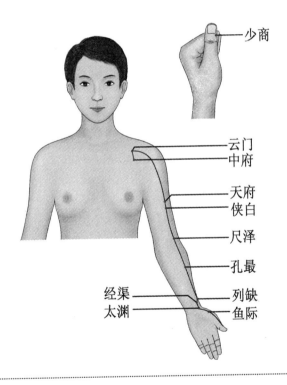

少商

云门
中府

天府
侠白

尺泽

孔最

经渠　　　列缺
太渊　　　鱼际

【循行】起于中焦胃部，属肺，下络大肠，联系胃及肺系，从肺系出来后，外行线起于侧胸上部，循行于上肢内侧前缘，入寸口，延大鱼际边缘出于大指内侧端。其分支从腕后分出，止于食指内侧端。

【主治】咳嗽、喘息、咽痛等肺系疾病，以及经脉循行部位的其他局部病证。

手少阴心经经穴

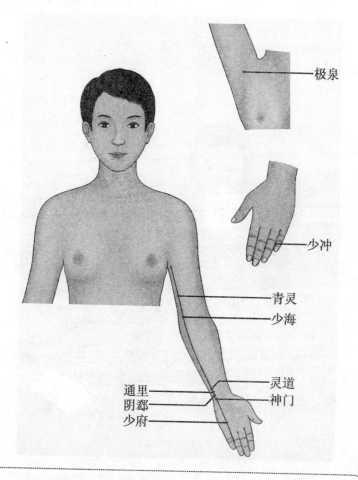

极泉

少冲

青灵
少海

灵道
神门

通里
阴郄
少府

【循行】起于心中，联系心、肺、咽、目系，属心络小肠，从腋下迁出，延手臂内侧后缘前行至掌后豌豆骨，进入掌内，止于小指桡侧端。

【主治】心、胸病证，神志病以及经脉循行部位的其他局部病证。

手厥阴心包经经穴

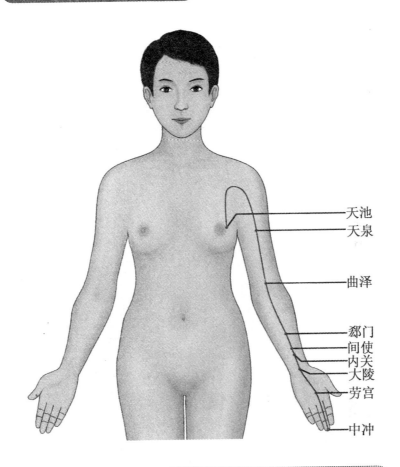

天池
天泉
曲泽
郄门
间使
内关
大陵
劳宫
中冲

【循行】起于胸中，属心包，下膈，络三焦；支脉从胸中出胁部，沿手臂内侧面的中间部循行，入掌中出于中指桡侧末端；掌中分支止于无名指末端。

【主治】心、心包、胸、胃病证，神志病，以及经脉循行部位的其他局部病证。

手太阳小肠经经穴

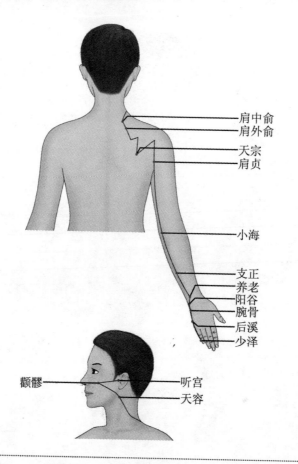

肩中俞
肩外俞
天宗
肩贞

小海

支正
养老
阳谷
腕骨
后溪
少泽

颧髎　　　听宫
　　　　天容

【循行】手太阳小肠经起于小指尺侧端，延上肢外侧后缘上行，绕行肩胛部，内行线从缺盆进入，络心，属小肠，联系胃、咽；上行线从缺盆上行，经面颊到外眼角、耳中，分支从面颊到鼻，继续上行至内眼角。

【主治】头面五官病、热病、神志病以及经脉循行部位的其他局部病证。

手阳明大肠经经穴

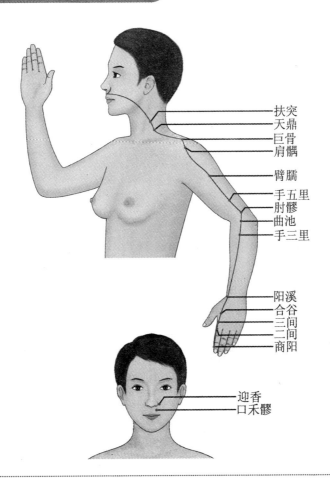

扶突
天鼎
巨骨
肩髃

臂臑
手五里
肘髎
曲池
手三里

阳溪
合谷
三间
二间
商阳

迎香
口禾髎

【循行】起于食指桡侧端，延手臂外侧前缘循行至肩峰部前缘，下入缺盆，络肺，属大肠，从缺盆向上走行，经颈部进入下齿槽，过人中沟，止于对侧鼻旁边。

【主治】头面五官病、皮肤病、热病、肠胃病、神志病以及经脉循行部位的其他局部病证。

手少阳三焦经经穴

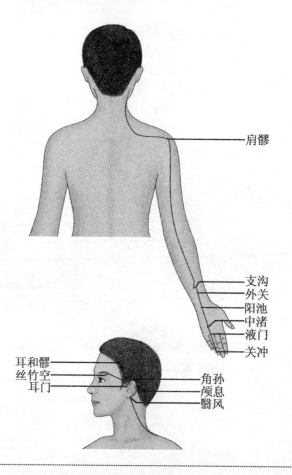

肩髎

支沟
外关
阳池
中渚
液门
关冲

耳和髎
丝竹空
耳门

角孙
颅息
翳风

【循行】起于无名指末端，沿着小指、无名指之间上行，沿手臂外侧中间部上行，过肩，经颈部上行联系耳后，从耳上方向下联系面颊、眼下；体腔支从缺盆进入，分布于胸中，联络心包、膻中、三焦等。

【主治】头、目、耳、面颊、咽喉、胸胁病，热病，以及经脉循行部位的其他局部病证。

足太阳膀胱经经穴①

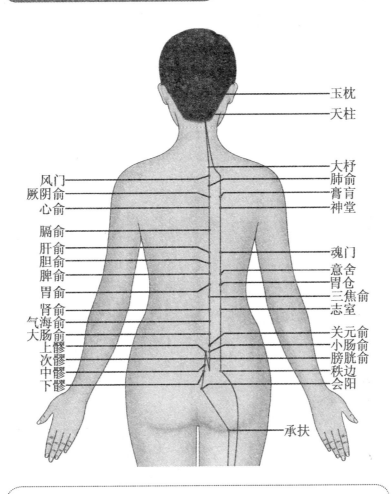

玉枕
天柱
大杼
肺俞
膏肓
神堂
风门
厥阴俞
心俞
膈俞
肝俞
胆俞
脾俞
胃俞
肾俞
气海俞
大肠俞
上髎
次髎
中髎
下髎
魂门
意舍
胃仓
三焦俞
志室
关元俞
小肠俞
膀胱俞
秩边
会阳
承扶

【循行】起于内眼角，上行至额部，交会于头顶，入里络脑；主支从头顶向下至枕部，沿着脊柱两侧下行一直通过臀部，属膀胱络肾，止于腘窝；另一支从枕部分出，沿着腰背部主干线外侧循行至腘窝；二者相合后沿着小腿后侧循行，经外踝，止于小趾外侧端。

足太阳膀胱经经穴②

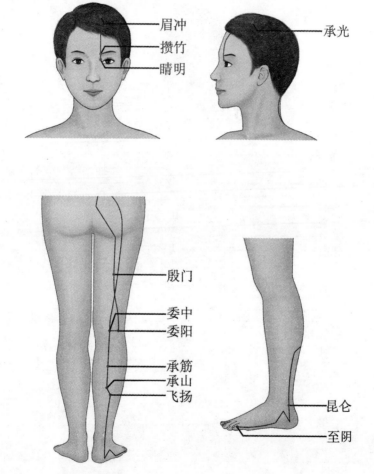

眉冲
攒竹
睛明

承光

殷门
委中
委阳
承筋
承山
飞扬

昆仑
至阴

【主治】头面五官病，颈、背、腰、下肢病证，神志病，经脉循行部位的局部病证以及背部两条侧线的背俞穴所相应的脏腑及有关组织器官的疾病。

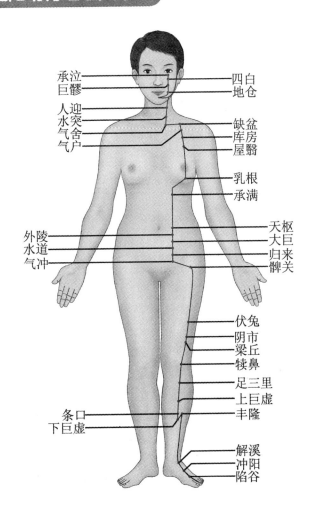

承泣
巨髎

人迎
水突
气舍
气户

外陵
水道
气冲

条口
下巨虚

四白
地仓

缺盆
库房
屋翳

乳根
承满

天枢
大巨
归来
髀关

伏兔
阴市
梁丘
犊鼻

足三里
上巨虚
丰隆

解溪
冲阳
陷谷

足阳明胃经经穴②

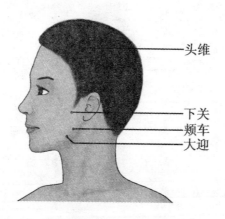

头维
下关
颊车
大迎

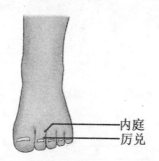

内庭
厉兑

【循行】起于鼻旁，延鼻翼外侧下行入上齿槽中，环绕口唇，在下交会于颏唇沟，沿着下颌角走行上耳前，止于两侧额角；主干线从颈部下到胸部，内行部分入缺盆，属胃络脾；外行部分延胸腹第2侧线下行，至腹股沟处，延下肢外侧前缘下行，止于第2趾外侧端，其分支从膝下3寸和足背分出，分别到中趾和足大趾。

【主治】胃肠病、头面五官病、神志病、皮肤病、热病以及经脉循行部位的其他局部病证。

足少阳胆经经穴

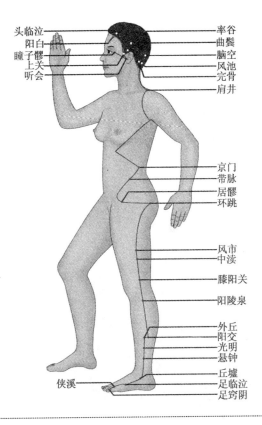

头临泣
阳白
瞳子髎
上关
听会

率谷
曲鬓
脑空
风池
完骨
肩井

京门
带脉
居髎
环跳

风市
中渎
膝阳关
阳陵泉
外丘
阳交
光明
悬钟
丘墟
足临泣
足窍阴

侠溪

【循行】起于外眼角，上行至额角，再折下绕耳后，从颈旁至肩入缺盆；耳部支脉从耳后入耳中，至耳前再至外眼角；另一支脉从外眼角下行，经颊部、颧部至缺盆与前支会合；内行支入胸中，过膈，联系肝胆，经胁里，出于腹股沟动脉处；躯干主支从缺盆行至腋下，再沿胸侧、季肋部向下会合于髋关节部，再向下沿大腿外侧下行，出外踝前，止于第4趾外侧；背部分支止于足大趾端。

【主治】肝胆病，侧头、目、耳、咽喉、胸胁病以及经脉循行部位的其他局部病证。

足太阴脾经经穴

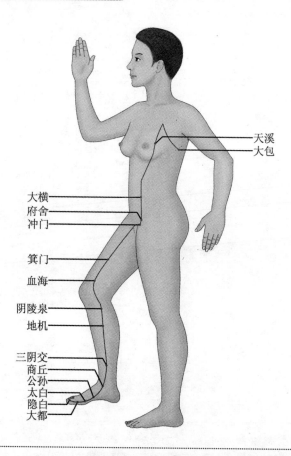

天溪
大包

大横
府舍
冲门

箕门

血海

阴陵泉
地机

三阴交
商丘
公孙
太白
隐白
大都

【循行】起于足大趾，沿着小腿内侧中间循行至内踝上8寸后沿内侧
前缘上行，经过膝部、股部上行入腹部，属脾络胃，通过横膈，向上过
咽喉，止于舌下；分支从胃流注入心中；另一分支分布于胸腹第3侧线，
经锁骨下，止于腋下大包穴。

【主治】脾胃病、妇科病、前阴病以及经脉循行部位的其他局部病证。

足少阴肾经经穴

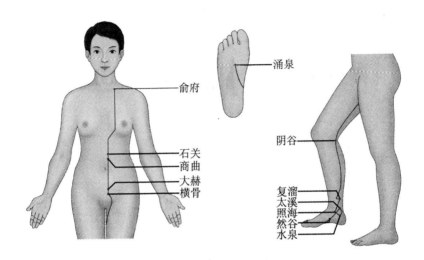

俞府

涌泉

石关
商曲
大赫
横骨

阴谷

复溜
太溪
照海
然谷
水泉

【循行】起于足小趾之下，斜走足心，内踝后缘向上，经过脊柱，属肾，络膀胱，从肾部向上过肝、膈、入肺，沿喉咙上行止于舌根旁；分支向上行于腹部前正中线旁开0.5寸，至胸部行于旁开2寸，止于锁骨下；另一分支从肺分出，络心，流注胸中。

【主治】妇科病、前阴病、肾脏病、与肾有关的其他系统疾病以及经脉循行部位的其他局部病证。

足厥阴肝经经穴

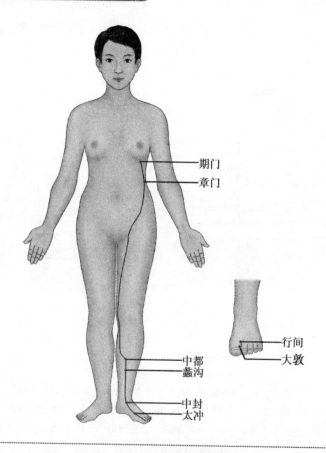

期门
章门

行间
大敦

中都
蠡沟

中封
太冲

【循行】起于足大趾外侧端，向上沿足背内侧至内踝上8寸处后上行于大腿内侧，联系阴部，上行联系胃、肝、胆、膈、胁肋，沿咽喉上行，连接目系，上行出于额部与督脉交会；目系支脉下行环绕唇内；肝部支脉从肝分出，通过横膈，向上流注于肺。

【主治】肝胆病、脾胃病、妇科病、少腹病、前阴病以及经脉循行部位的其他局部病证。

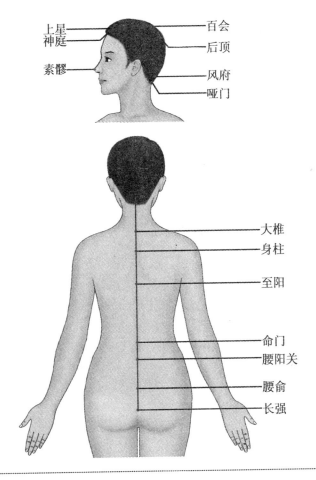

督脉经穴

上星
神庭
素髎
百会
后顶
风府
哑门

大椎
身柱
至阳
命门
腰阳关
腰俞
长强

【循行】起于小腹，出于会阴部，向上沿背部正中线上行，至项后风府入脑，并继续上行至巅顶，沿前额下行止于上唇内齿龈部。

【主治】神志病，热病，腰、背、头项等局部病证及相应的内脏病证。

任脉经穴

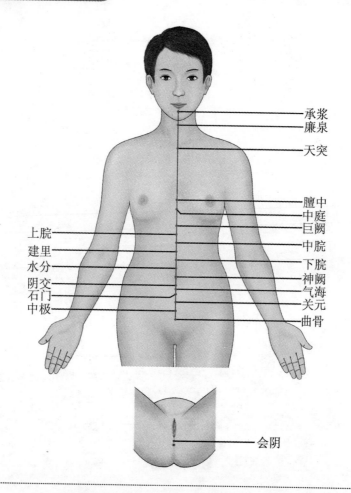

承浆
廉泉

天突

膻中
中庭
巨阙
中脘
下脘
神阙
气海
关元
曲骨

上脘
建里
水分
阴交
石门
中极

会阴

【循行】起于小腹，出于会阴部，向上沿腹内前正中线上行，至咽喉部，再上行环绕口唇，经过面部到达眼下部中央。

【主治】少腹（小腹）、脐腹、胃脘、胸、颈、咽喉、头面等局部病证及相应的内脏病证。

经外奇穴①

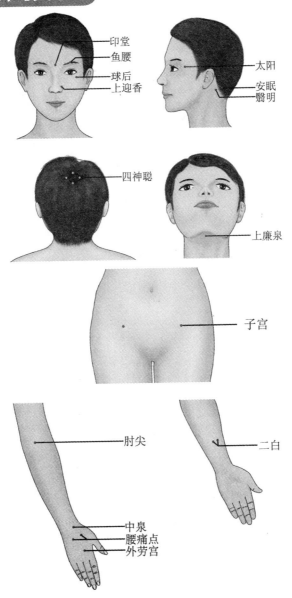

印堂
鱼腰
球后
上迎香

太阳
安眠
翳明

四神聪

上廉泉

子宫

肘尖

二白

中泉
腰痛点
外劳宫

经外奇穴②

在十四经穴之外具有固定名称、位置和主治作用的腧穴，简称奇穴。"奇"是相对于"常"而言的，即以十四经经穴为常，它是指既有定名，又有定位，临床用之有效，但尚未纳入十四经系统的腧穴。经外奇穴分布比较散，但与经络仍有密切联系，如印堂与督脉，太阳与三焦等。其中少数腧穴，后来又补充到十四经穴，如督脉的阳关、中枢、灵台，膀胱经的眉冲、膏肓俞、厥阴俞等。随着针灸x学术的发展，现代研究的一些新穴，诸如阑尾穴、球后穴等，亦入经外奇穴之列。

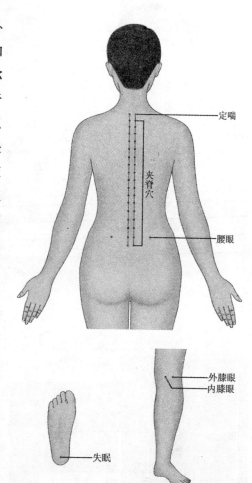

定喘

夹脊穴

腰眼

外膝眼
内膝眼

失眠

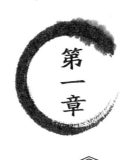

第一章

《黄帝内经》饮食养生秘笈：
吃饭营养好，疾病生得少

天食人以五气，地食人以五味，五气入鼻藏于心肺，上使五色修明，声音能彰，五味入口藏于肠胃，味有所藏，以养五气，气和而生，津液相成，神乃自生。

——《素问·六节脏象论》

天供给人们以五气，地供给人们以五味。五气由鼻吸入，贮藏于心肺，其气上升，使面部五色明润，声音洪亮。五味入于口中，贮藏于肠胃，经消化吸收，五味精微内注五脏以养五脏之气，脏气和谐而保有生化机能，津液随之生成，神气也就在此基础上自然产生了。

《黄帝内经》认为：饮食是人安身立命之本，为健康所系，生命所托，因此饮食养生是健康长寿中最重要的一环。吃对了东西，延年益寿唾手可得；吃错了东西，再健壮的身体也会像布满蚀洞的高楼大厦一样，终有一天轰然倒塌。

一、吃饭吃对了，身体才健康

饮食是健康的第一要素

"民以食为天"。解决温饱之后，人们对于各种美味中所隐藏的神奇奥妙愈加关注。为了从日常饮食中获取更多的营养，或是解决自身的健康难题，人们开始对食物越来越精细、越来越苛求，因为一分一厘的取舍对于我们来说都至关重要，直接影响着人类的健康。

"养生之道，莫先于食"。利用食物的营养来防治疾病，可促进健康长寿，食补能起到药物所无法起到的作用。在我国，早在2000多年前先人就已经认识到了饮食养生的重要性，在宫廷里已配有专门从事皇家饮食的"食医"，即专门进行饮食调养的医生。

现代生活节奏越来越快，尤其是年轻人，总认为"前三十年用命挣钱，后三十年用钱买命"，虽然这样的话通俗易懂，但是不免让人伤感。健康永远是第一财富，失去了健康，任何价值都不值一提，人们在追求美的过程中往往忽视科学饮食的重要性。老年常见病、多发病，往往在壮年时期就已开始，到了中年，由于机体逐渐衰老、退化，各组织器官的生理功能减退，新陈代谢功能降低，尤其是胃肠道消化功能减弱，如果饮食不合理，会使体内新陈代谢受到影响，使身体营养失去平衡。营养过剩，会导致心血管疾病、脑血管疾病，以及糖尿病等。所以，在青壮年时就应注意饮食的合理及营养平衡。

许多癌症的发生与饮食密切相关。大量的实验表明，长期不合理的饮食习惯，是导致癌症的最直接因素。胃癌、食管癌和宫颈癌与维生素A缺乏有关；甲状腺癌与食物中缺碘有关；肝癌与维生素B_6缺乏有关。饮酒过度不仅容易导致肝硬化，也能引起肝癌、胃癌、结肠癌、直肠癌等，如果酗酒、吸烟，还会增加喉癌、口腔癌及肺癌的发病率。所以，合理调整膳食结构，平衡营养，对防癌抗癌有积极的意义。

正所谓"病从口入"，不合理的饮食会使营养不平衡，从而影响身体内环境，破坏体内生物代谢过程，加速机体衰老。其实头发、颜面、皮肤、四肢、指（趾）甲和身材的健美，均与机体的营养状况有关。健康无病的人应该是白里透红、光泽、丰腴而富有弹性。体弱多病、营养不良或失衡的人皮肤不是苍白无华就是黑暗油垢，且多皱、生斑、粗糙、无弹性。很多女孩子迷恋化妆品，而不注意膳食营养，这显然是本末倒置。因为化妆品中的有害物质更易损害身体，破坏皮肤，而食物中的营养物质则能充分滋润皮肤。爱美的人不仅要注意仪表、讲究美容，还应知晓有关营养保健知识，这样才能做到"表里一致"，身体健康、精神焕发、容颜靓丽，呈现自然之美。

怎样选择适合自己的食物

1.杂食为宜

人们应对酸、甜、苦、辣、咸各种味道的食物都要品尝食用而不要有所偏嗜，这样才能使体质平和，没有偏失。现代营养学家也要求人们博取食物，混合摄入，以期营养互补均衡。《黄帝内经》认为食物有湿、热、寒、凉、平、咸、酸、苦、甘、辛以及补、泻等性味之分。只有杂食，才有可能从各种食物中获得平衡而足够的多种养分，以满足人体的多方面需要。少吃油炸食物，少喝碳水化合物饮料，少吃膨化食品，少吃辛辣食物，少喝酒。

2.熟食为主

有人做过研究，煮熟的蔬菜失去了一部分营养物质，但是由于加热分解，则更有利于吸收所含养分。熟食可以增进美味，祛除恶味，高温熟食，可以杀菌消毒，一部分不利于人体的成分经过分解化合，可以消除。同时，可使食物内部的有效营养成分释放出来，利于消化吸收。以熟食为主，是我国自古以来的饮食习惯，除了极少一部分可以生吃的食物外，其余的食物，古人都强调"断生"、"断红"，以熟食为宜。

3.热食为佳

和西方人不同，中国人注重热食，这同中医保健思想有关。中医认为：人的阳气是有限的，人之热腹不宜承受过多的冷食，用热脏腑去暖冷食，过度消耗阳气，于人体无益。即使盛夏，也不主张冷食。现代研究也表明，温热食物一般于人体无害，而对一些身体虚弱或者有消化系统疾病的人来说，冷食常常有害于人的健康，甚至会加重病情。

4.食宜缓细

古人云："食不厌精，脍不厌细"，精致细软的饭菜有利于吸收，加上细细咀嚼，这样利于人体对营养的吸收。现代研究也证明，细软的食物对人体健康有利，而细嚼慢咽的生活习惯能保护脾胃，滋养肝脏。

5.专心进食

古人云："食不言，寝不语"，这不仅代表了一种中国传统的餐桌礼仪，而且对人体健康有利。很多人边吃饭边说话，这会影响会厌的正常开合，容易使食物进入气管，发生呛咳。这样不仅仪态尽失，而且对人体健康不利。

6.注意水分的补充

水是组成人体的主要成分，成年人体内含水量为体重的58%~67%。当人体水分减少时，会使皮肤干燥，皮脂腺分泌减少，从而使皮肤失去弹性，甚至出现皱纹。正常人每日饮水量应不少于800毫升。

新鲜饮食很重要

饮食宜新鲜，不吃隔夜的饭菜。隔夜的饭菜受到细菌污染，很容易引发胃肠炎，及食物中毒。尤其是一些高蛋白、高脂肪食物更是如此。空气中的有害细菌会在2个小时内附着在剩饭上开始繁殖，蛋白质和脂肪在细菌的作用下，大部分都会产生有害物质，如硫化氢、胺、酚等，所以长期吃剩菜容易致癌。有些隔夜的绿叶蔬菜，会产生致病的亚硝酸盐，而且蔬菜中亚硝酸盐的生成量随着储藏时间延长和温度升高而增多，但这并不等于把蔬菜放进冰箱就完全可以放心了，时间长了，亚硝酸盐的含量仍然会增加。

炒熟后的菜里有油、盐，隔了一夜，菜里的维生素都被氧化，使得亚硝酸含量大幅度增高，进入胃后变成亚硝酸盐，硝酸盐虽然不是直接致癌的物质，但却是健康的一大隐患。亚硝酸盐进入胃之后，在具备特定条件后会生成一种称为NC（N-亚硝基化合物）的物质，它是诱发胃癌的危险因素之一。

不同种类的蔬菜在相同储藏条件下，亚硝酸盐的生成量是不一致的。通常茎叶类蔬菜最高，瓜类蔬菜稍低，根茎类和花菜类居中。因此，如果同时购买了不同种类的蔬菜，应该先吃茎叶类的，比如大白菜、菠菜等。如果准备多做一些菜第二天热着吃的话，应尽量少做茎叶类蔬菜，多做瓜类蔬菜。

刚腌不久的蔬菜（"暴腌菜"）含有大量亚硝酸盐，尤其是在加盐量少于12%，气温高于20℃的情况下，菜中亚硝酸盐的含量会迅速增加，第7~8天达高峰，一般于腌后20天降至最低。另外，很多腌肉制品常加入过量硝酸盐或亚硝酸盐，如腌腊肉、熏腊肉、烤肠、火腿肠、烤肉等。

饮食除了要新鲜，不含有毒物质之外，还应选择应季食物。很多过敏体质的人，医生就建议食用当季蔬菜，这样能有效减少过敏几率，对人体健康有利。

常见四季应季食物一览

春季：葱、春韭、菜心、茼蒿、莴苣、豆苗、蒜苗、油菜、菠菜、卷心菜等；水果有番石榴、青枣、枇杷、桑椹、樱桃、莲雾。

夏季：黄瓜、藕、西红柿、茄子、豆角、苦瓜、丝瓜、洋葱、南瓜等；水果有桃子、杏子、李子、草莓、莲雾、西瓜、菠萝、芒果、柠檬、百香果、火龙果、荔枝、猕猴桃、香蕉、椰子、樱桃。

秋季：平菇、胡萝卜、藕、大葱、豆角、黄瓜、西红柿、茄子等；水果有柚子、梨、柿子、木瓜、苹果、莲子、甘蔗、葡萄、火龙果、杨桃、番石榴、杏、橘子、红枣、山楂、核桃。

冬季：大白菜、萝卜、豆芽、黄芽白、椰菜、芥兰、芥兰花、春菜、椰菜花等；水果有橙子、橘子、柚子、甘蔗等。

二、五谷怎样吃才健康

"五谷"的定义

五谷含的营养成分主要是碳水化合物，其次是植物蛋白质、脂肪等，脂肪含量不高。古人把豆类作为五谷是符合现代营养学观点的，因为谷类蛋白质缺乏赖氨酸，豆类蛋白质缺少蛋氨酸，谷类、豆类一起食用，能起到蛋白质相互补益的作用。

"五谷"在我国历史上的说法并不一致。一种说法是指黍、稷、菽、麦、稻，见于古书《周礼·职方氏》；另一种说法是指麻、黍、稷、麦、豆，见于古书《淮南子》。当时人们把大麻子当食物，所以麻归于粮食类；后来麻主要以纤维织布，便不列为粮食类。

"五谷"之说逐渐形成的习俗，是指稻、麦、黍、稷、菽五种粮食作物。黍指玉米，也包括黄米；稷指粟；菽指豆类。如今，"五谷"已泛指各种主食食粮，一般统称为粮食作物，或者称为"五谷杂粮"，包括谷类（如水稻、小麦、玉米等）、豆类（如大豆、蚕豆、豌豆、红豆等）、薯类（如红薯、马铃薯）以及其他杂粮。

"五畜"一般指畜、禽、鱼、蛋、奶之类的动物性食物。肉类食物含有丰富的氨基酸，可以弥补植物蛋白质的不足。

"五菜"是指各类菜蔬，能营养人体、充实脏气，使体内各种营养素更完善，更充实。菜蔬种类多，根、茎、叶、花、果均可食用。它们富含胡萝卜素、维生素C和B族维生素，也是膳食纤维的主要来源。

"五果"系指枣、李、杏、栗、桃等水果、坚果，其有助养身和健身之功。水果中含维生素、纤维素、糖类和有机酸等物质，还能帮助消化。故五果是平衡饮食中不可缺少的辅助食品。

"五谷"应该这样挑

我们常吃的精面粉（如包子、馒头、饺子、白面包等）、大米（精加工）等，在加工的过程中把富含粗纤维的麸皮和大部分营养丰富的胚芽加工掉了，因此日常膳食中应该保证一定量的全谷类食物，如全麦面包、糙米、天然麦片等。

推荐每天至少3份全谷类食品。早晨可食燕麦片、小麦片、葡萄干或全麦面包等谷类食品；午餐可食全麦切片三明治、全麦卷或玉米粉圆饼，也可试试糙米或加蔬菜的全麦面团；晚餐时用糙米、碎小麦或大麦代替白米。

全谷类成分占总重量51%以上的食品定义为全谷类食品，购买食物时应选择成分标签上注明是全谷类的食物，标有"100%全谷类"的食物是最好的。如果食品符合要求，标签上会写着"食用富含全谷类的食品，可帮助减少心脏病和癌症的发病率"。为确保买到真正的全谷类食品，在成分列表中找"全"或"全谷类"的字样，不要被"小麦粉"、"未加工的小麦粉"和"高级麦粉"的这些字眼迷惑。同样"全科的"、"强化的"、"精制小麦"、"麦片"和"有机食物"这些字眼均不能保证其是全谷类。

另外，我们都熟悉小麦、燕麦、玉米、糙米，但对几种经常加入面粉或替代白米与马铃薯的谷类食物却知之甚少。此类物质有苋菜、碎荞麦、干小麦（全麦）、大麦（去皮的）、亚麻仁（压碎的）、粟、藜、黑麦、斯佩尔特小麦、杂交麦或小麦胚乳。需要指出的是，虽然酒类主要是谷物（或者果子）酿造的，但是因为它经过了发酵的过程，所含营养及热量已经有所改变，并不属于谷物的范畴。

膨化食品如米饼、虾片、锅巴、小馒头等，在加工过程中，营养物质大量流失，有些食品加入大量的糖或油脂（如锅巴等油炸型膨化食品），导致热量增加的同时并没有增加有益营养，所以不是推荐的谷物食品。

豆类养颜又保健

各种豆类食物不仅对人体健康有着极为重要的作用，而且也是驻颜美容的佳品。

豆类的品种很多，主要有大豆、蚕豆、绿豆、豌豆、赤豆等。其中大豆含有高蛋白质、高脂肪。绿豆、赤豆则含有丰富的碳水化合物。豆类的营养价值非常高，富含蛋白质，几乎不含胆固醇，含有丰富的赖氨酸和生物类黄酮，有"植物肉"、"绿色的乳牛"等美誉。我国传统饮食讲究"五谷宜为养，失豆则不良"，所以豆类是中国人物美价廉的优质蛋白质以及钙和微量元素锌的最佳来源，是唯一能与动物性食物相媲美的高蛋白、低脂肪的食品。

中医有"红豆补心脏，黄豆补脾脏，绿豆补肝脏，白豆补肺脏，黑豆补肾脏，五豆补五脏"的理论，普遍而言，不同豆类的功效不同。

大豆：多食大豆有利于胃肠道对食物的消化和吸收，且能润泽皮肤。而炒豆、油炒豆虽然味道香美，但其性温燥，难于消化，多食之后可引起食积、腹胀、口燥、便秘，脾胃虚弱者不宜多吃。大豆中的皂素可促使人体中的微量元素碘的排泄。长期过量地食用豆制品可造成缺碘，引起单纯性甲状腺肿。

绿豆：绿豆是防暑佳品，对嘴唇干燥，嘴部生疮，痱子、暗疮等特别有效，多食还可以保持眼睛免遭病菌侵害，使双目更加明亮美丽。中医认为绿豆性味甘、寒，脾虚的人不宜多食。绿豆中含有丰富的磷元素，而磷元素和铁剂结合形成不溶性的高合体，会降低铁剂的吸收。所以，患者服用铁剂时忌食绿豆。

红豆：红豆具有清热解毒、健脾益胃、利尿消肿、通气除烦的功效，可治疗小便不利、脾虚水肿、脚气症等，李时珍称红豆为"心之谷"。但身体消瘦、小便较多的人，不适合吃红豆。

黑豆：黑豆含铁较一般豆类高，多食可增强体质，抗御衰老，令人头发乌黑亮丽。另外，黑豆泡醋可降血压。炒食易伤脾，虚弱之人不可食用。黑豆质地较硬，不易消化，中满者或者脾胃功能差的人应少食或不食。此外，与食用大豆一样，切忌不经细细咀嚼就整粒吞食。

常见豆制品的营养成分有什么不同

在常见的豆制品中，豆腐乳、豆豉等发酵食品营养价值较高。发酵后，豆制品中的大分子蛋白质被水解成小分子的肽和氨基酸，更易于人体的消化和吸收，既能防止高蛋白食物的过敏反应，还能有效降低胆固醇。卤制品的五香豆腐干、豆腐皮、豆腐丝等豆制品由于含水量减少，固化物多，所以同等重量的豆腐干里比豆腐的蛋白质含量高，而人体最需要豆腐提供的正是其优质的植物蛋白。

三、健康饮食的中医养生观念

节制饮食需谨慎

生命活动的每一瞬间都离不开一定量的营养物质，但随着人们生活水平地不断提高，营养状态越来越好，我们就需要明了，只有合理的、平衡的营养才能有益于长寿。

据世界卫生组织老龄化和生命历程司专家近十年来的研究发现，在不同经济条件下的25个国家的1250名百岁以上的老人中，70％以上的老人有节制饮食的习惯，而且具有饮食规律，不偏食，不暴饮暴食，以摄取新鲜、清淡和低热能膳食为主的特点。由此表明，节制饮食有益健康长寿。

"适中"是中医学十分重视的尺度，超过一定限度的东西，无论是外界的还是自身的都会产生不良影响。当胃内的食物进入肠道之后，胃则变成空虚状态，进行休整，等待接纳下一批食物。如果超过一定量的暴饮暴食，就会损伤肠胃的消化传导功能，吃得过饱所带来的直接危害就是胃肠道负担加重，消化不良，出现胀满不适，不思饮食，甚至恶心、呕吐等。

吃得过饱，会引起大脑反应迟钝，加速大脑的衰老。人们在吃饱后，身上的血液都跑到肠胃系统去帮助消化，大脑缺血，容易让人长期处于疲劳状态，昏昏欲睡。研究发现，大约有

30%～40%的老年帕金森病患者，在青壮年时期都有长期饱食的习惯。饱食易使骨骼脱钙，提高了骨质疏松的概率。饮食过量还会伤害人的泌尿系统，因为过多的非蛋白氮要从肾脏排出，势必加重肾脏的负担。

体重增高、高血压、血脂异常、高血糖看似不同的病症，但其发病机制却有其相似的地方，都是人体代谢出了问题。在肥胖症和糖尿病急剧泛滥的背后，不是遗传基因的变异，而是生活饮食方式发生了变化。古人说"高粱厚味"，就是偏嗜各种肥甘厚腻之物，多吃这种食物，在内就体现为以高血压、血脂异常、高血糖为表现的代谢综合征，在外就表现为痤疮、疔、痈等各种皮肤疾病。

高血压患者饮食有哪些注意事项

高血压患者在饮食上必须秉持"五味不过"原则。不能过咸、过甜、过酸、过辛、过苦。不提倡饮高度烈性酒，每天饮酒量为葡萄酒小于100～150毫升，啤酒小于250～500毫升，白酒小于25～50毫升。实际最好是不饮酒。女性则减半，孕妇不宜饮酒。另外，脂肪过高的饮食也应限制。高血压患者少吃动物油脂、奶油、糕点等高脂肪饮食，及蛋黄、动物内脏、鱼子、鸡皮、鸭皮等高胆固醇食物。每天肉食以瘦肉为主，肉类控制在75克以内。

一日三餐的科学饮食法

营养学家认为，人每天的主食应有多种食物，其中以谷类为主，每天应摄入的主食量按人的体重来确定，1千克应摄入4～6

克主食。即一个体重60千克的人每天应吃250克左右的主食。要多吃新鲜蔬菜和水果，每天摄入的水果应在200～400克，品种在三种以上。鱼类也要一周安排两次，鸡蛋则一天一个已足够。此外，一天保证两袋250毫升的牛奶。炒菜用的植物油，不要总吃一种，可以用2～3种油，比如葵花子油、玉米油、色拉油、大豆油等换着吃，这样营养比较全面。

早餐：应科学搭配。营养专家认为，早餐是一天中最重要的一顿饭，每天吃一顿好的早餐，可使人长寿。早餐要吃好，是指早餐应吃一些营养价值高的食物，但要少而精。因为人经过一夜的睡眠，前一天晚上进食的营养已基本耗完，早上只有及时地补充营养，才能满足上午工作、劳动和学习的需要。早餐在安排上应选择易消化、吸收的食物，要有足够的碳水化合物、膳食纤维和蛋白质，包括粗粮谷物、蔬菜水果及蛋奶制品或豆制品。营养专家建议，成人早餐的主食热量应为700千卡左右。

午餐：要荤素搭配好，尽量吃饱，可在米饭、面制品（馒头、面条、大饼、玉米面发糕等）中间任意选择。菜品可为肉、蛋、奶、豆制品、海产品、蔬菜等，按照科学配餐的原则挑选几种，相互搭配食用。一般宜选择50～100克的肉、禽、蛋类，50克豆制品，再配上200～250克蔬菜，以保证下午营养和热量供应，为了营养均衡，还应经常变换菜色，但是不宜吃太油腻的食物，以免影响下午的工作。

晚餐：可根据自己的喜好，以富含碳水化合物的食物为主，而蛋白质、脂肪类吃得越少越好。晚餐尽量在晚上八点以前完成，若是八点以后任何食物对身体都无益。晚餐肉类最好只有一种，晚餐后不要再吃任何甜食，以免增加脏器的负担。

食后保健应注意

很多人饭后急着做一些事情，而这些活动对健康并无太大益处。食物在胃内停留时间，糖类为1小时左右，蛋白质为2~3小时，脂肪为5~6小时，所以最好在饭后1小时再活动。

1.不急于洗澡

俗话说"饱不剃头，饿不洗澡"。有人就误以为刚吃饱饭是洗澡的最佳时间，其实不然，刚吃饱饭的时候，大量血液集中于胃部，其他器官的血液相应减少，如果这个时候洗澡，周身的皮肤和肌肉血管扩张，血液流量加大，就会使供给消化器官的血液减少，从而影响消化吸收，所以饭后不宜立刻洗澡。应先休息1~2小时后再洗澡。

2.不急于散步

饭后"百步走"，会因运动量增加，而影响消化道对营养物质的消化吸收。饭后适当休息1小时，待胃内的食物适当消化后，再活动较为适宜，这样也不会对消化系统产生太大的影响。

3.不急于饮茶

茶中含有的大量鞣酸可与食物中的铁、锌等结合形成难以溶解的物质，无法吸收，致使食物中的铁质白白丢失。而且饭后立即饮茶茶水会冲淡胃液，影响胃内食物的正常消化。此外，茶水中含有的单宁酸还会促使胃内的物质凝固，影响蛋白质的吸收，从而增加了胃的负担。所以在吃饭后最好不要立即饮茶，应待1小时后胃内食物适当消化再饮用茶水。

4.不急于吃水果

"饭后一只果"被奉为金科玉律，许多人认为饭后吃点水果是现代生活的最佳搭配。无论是在餐厅、饭店，还是在家里就餐，许多人都喜欢饭后吃点水果爽爽口。其实这是一种错误的生活习惯，因为饭后吃水果会影响消化功能。最好在饭后1~2小时再吃水果。

5.不急于睡觉

俗话说："饭后躺一躺，不长半斤长四两"。饭后立即上床容易发胖。饭后至少要休息20分钟，再上床睡觉。哪怕是午睡也应如此。但是对于那些有心、脑血管疾病的人，饭后可以躺一躺，这对心、脑供血很有好处。

四、不可不知的饮食搭配宜忌

食物对人体的功用

在日常生活中，并非所有食物都可以同时食用。"搭配得宜能益体，搭配失宜则成疾"。换句话说，食物也有"相克"的时候。我国从古至今都讲究食物的搭配。《周礼·天官》在《食医》中说："凡会膳食之宜，牛宜稌，羊宜黍，豕宜稷，犬宜粱，雁宜麦，鱼宜菰。"这里所讲，既有做菜的搭配，又指吃饭时的食物搭配。相关古籍中所记录的菜谱大多都是对人体有益的食物搭配。

食物对人体有滋养补益和预防疾病的作用。日常生活中食品可分为淀粉类食物、肉类、蛋类以及蔬菜、水果类，不同食物提供给人体营养物质的侧重不同。从现代医学来讲，淀粉类食物为人体提供能量，副食中的肉类和蛋类食品主要供给蛋白质及脂肪，蔬菜及水果可提供多种维生素和无机盐。从中医角度来讲，食物的功用主要表现在以下方面。

强壮肾阳：如核桃仁、栗子、刀豆、菠萝、樱桃、韭菜、花椒、狗肉、狗鞭、羊肉、羊油脂、雀肉、鹿肉、鹿鞭、燕窝、海虾、海参、鳗鱼、蚕蛹等。

益智健脑：如粳米、荞麦、核桃、葡萄、菠萝、荔枝、龙眼、大枣、百合、山药、茶、黑芝麻、黑木耳、乌贼等。

强健体质：如荞麦、大麦、桑椹、榛子、栗子、酸枣、黄鳝、食盐等。

增强食欲：如葱、姜、蒜、韭菜、芫荽、胡椒、辣椒、胡萝卜、白萝卜等。

助孕安胎：如柠檬、葡萄、黑雌鸡、雀肉、雀脑、鸡蛋、鹿骨、鲤鱼、鲈鱼、海参等。

提神醒脑：如茶、荞麦、核桃等。

益心强志：如百合、山药等。

宁神安眠：如莲子、酸枣、百合、梅子、荔枝、龙眼、山药、鹌鹑、牡蛎肉、黄花鱼等。

增强或改善听力：如莲子、山药、荸荠、蒲菜、芥菜、蜂蜜等。

增强或改善视力：如山药、枸杞子、蒲菜、猪肝、羊肝、野鸭肉、青鱼、鲍鱼、螺蛳、蚌等。

促进头发的生长：如白芝麻、韭菜子、核桃仁等。

乌顺黑发：如鲍鱼、黑芝麻、核桃仁、大麦。

男性胡须生长：如鳖肉。

润肤养颜：如枸杞子、樱桃、荔枝、黑芝麻、山药、松子、牛奶、荷蕊等。

坚固牙齿：如花椒、蒲菜、莴笋等。

瘦身减脂：如菱角、大枣、龙眼、荷叶、燕麦、青粱米等。

增加体重：如小麦、粳米、酸枣、葡萄、藕、山药、黑芝麻、牛肉等。

增加饱腹感，推迟进食时间：如荞麦、松子、菱角、香菇、葡萄等。

平衡膳食的方法

平衡膳食，就是所吃食物种类要齐全，数量要充足，以互相取长补短。具体地说，平衡膳食要求每天保证应有粗细粮搭配的主食，鱼、肉、蛋、奶、豆类，绿色或黄红色蔬菜和新鲜水果类，烹调用油及其他调味品几大类食物。因为人的生命活动、新陈代谢，需要种类繁多的营养素，如组织修复需蛋白质，制造红细胞需蛋白质、铁、铜等物质。而不同的食物含有不同的营养素，单单依靠任何一种食物所含有的营养成分都是无法满足人体需要的。缺少蛋白质和碳水化合物就会引起肝功能障碍；缺乏某种维生素就会引起夜盲症、脚气病、口腔炎、坏血病、软骨症等；缺乏某些微量元素，如缺少钙质会引起佝偻病，缺乏磷质会引起神经衰弱，缺乏碘会引起甲状腺肿，缺乏铁质会引起贫血，缺少锌和钼则会引起身体发育不良等。

例如，鸡蛋虽然含有丰富的蛋白质，但不含维生素C；蔬菜含维生素和矿物质较多，但提供的热量太少；牛奶含蛋白质、铝较多，但含铁不足。缺乏维生素A引起的夜盲症，经常食用动物的肝脏和蔬菜胡萝卜可得到治疗。缺乏维生素B_1可引起脚气病，食用带麸皮的小麦，其中的维生素B_1，对脚气病有一定的治疗作用。缺乏维生素C可引起坏血病，水果和蔬菜中含有的丰富维生素C可用作辅助治疗。茄子、芹菜、大枣中含有较多的维生素P和维生素C，对预防高血压及动脉硬化有良好效果。

而通过食物的全面配合，或有针对性地增加上述食物成分就会预防和治疗这些疾病。所以各类食物都要吃，而且比例要适当，真正做到平衡膳食，增进健康。

另外，食物的酸性和碱性的平衡也不容忽视，如食物中含酸性过高，身体各主要器官便要动用较多的骨钙，长期下去可引起缺钙性骨质疏松症。因此，要在膳食调配上一方面食用酸性的碳水化合物和肉类、蛋类；另一方面，为了防止酸性过多或中和酸性，平时宜食用碱性蔬菜和水果，以维持体内酸碱平衡。

食物之间的相克性

为了保证营养的全面性，人们把各种食物搭配而食，但不是所有食物都能和平相处，搭配在一起的。

1.鞣酸与蛋白质相克

茶水以及葡萄、苹果、山楂、石榴、柿子等水果都含有鞣酸，吃了蛋白含量比较高的海鲜或肉类食物后，紧接着喝茶或吃水果，鞣酸遇到蛋白质，会凝固沉淀，形成不容易消化的物质，就会出现呕吐、腹胀、腹痛、腹泻等症状。因此人们在吃完高蛋白食物后，应隔4小时以上再吃这类水果。吃完肉不要马上喝茶。像是《红楼梦》中的林妹妹一直体弱多病，她父亲就告诫她不能饭后立即喝茶，但到了贾府后，寄人篱下，不得不入乡随俗，饭后饮茶，很多人认为，这种不良的生活习惯，也是导致林妹妹早逝的原因之一。

2.纤维素、草酸与铁相克

含有丰富铁质的食物，都不能与含纤维素多以及含草酸多的食物同吃。因为纤维素与草酸均会影响人体对铁的吸收。

3.草酸与钙、镁相克

含草酸较高的蔬菜与含钙、镁高的食物不同食，两种食物遇到一起可生成草酸镁和草酸钙，不能被人体吸收，长此以往，反而会导致人体缺钙。我们所熟知的菠菜和豆腐不能同食就是如此。菠菜中含有大量草酸，豆腐里含有氯化镁、硫酸钙这两种物质。但把菠菜在开水里焯过之后，草酸就会去除很多，此时再同食，就于健康无碍。

4.蛋白质与糖相克

高蛋白食物中的赖氨酸与糖在高温下会产生反应，使氨基酸遭到破坏，形成果糖基赖氨酸的结合物，这种物质不易被人体吸收。但是高蛋白食物煮熟后，再放入糖就不会破坏氨基酸。如很多人喜欢的煮牛奶加白糖，就会出现这种情况，一般等牛奶凉了之后再加糖为佳。

5.胡萝卜素与醋酸相克

富含胡萝卜素的食物勿与醋同煮、同炒，这是因为醋酸会破坏胡萝卜素，影响人体对胡萝卜素的吸收。

土豆炖牛肉会对健康不利吗

土豆与牛肉，都是不易消化的食物，在被消化时所需的胃酸浓度不同，势必延长容留在胃中的时间，从而延缓在肠胃中消化吸收时间，人们常会感到胃胀气，不舒服。长此以往，就会导致肠胃功能的紊乱。尤其是老年人和小孩，脾胃功能相对较差，土豆炖牛肉应少吃为宜。

五、这些汤能改变人的一生

如何煲一锅好汤

粤菜中的煲汤是中国饮食文化中不可缺少的浓彩之笔。北方菜系中的汤主要是用来解渴，一席饭菜吃得掂起了肚子，千呼万唤汤水才上。粤菜都是汤先上，通常都是煲汤，热乎乎喝上一碗，正是饥肠辘辘之时，这碗汤的营养一点不剩地被吸收，更符合科学饮食。

地处中国南方的两广地区，一年之中有3/4的时间处于炎热而潮湿的气候之中，生活在当地的人，出汗多而消耗大。为了适应生活环境，两广人都喜欢在进餐时喝汤，不管是家里还是大小馆子里，绝对少不了各式各样的炖汤。煲汤是广州主妇的必修课，她们常常把对子女和亲人的爱倾注于一锅汤之中。老火靓汤的作用无外乎滋补身体，一年四季，汤式各有不同。夏季冬瓜煲老鸭，清火凉润；冬季人参煲鸡，祛寒暖胃等。

煲汤最讲究用料与火候。主料并不复杂，多为人参、当归、枸杞、黄芪、山药、百合、莲子等药食两用的材料，无毒无副作用，如果平素热盛，可选择如绿豆、海带、冬瓜、莲子等清火、滋润类的中草药；身体寒气过盛，那么就应选择参类作为汤料。另外也有一些特殊功用的汤，比如萝卜、橘子皮、生姜、香菜煲汤，可润肺，增强抵抗力。

煲汤时要冷水下肉，肉外层蛋白质才不会马上凝固，里外层蛋白质可以充分地溶解到汤里，汤的味道才鲜美。下水前，肉类要先汆一下，去了肉中残留的血水，保证汤色正。如果煲鸡汤，鸡要整只煲，可保证煲好汤后鸡肉肉质细腻不粗糙。火不要过大，火候以汤沸腾为准。开锅后，小火慢煲，一般情况下需要3个小时左右。因为参类中含有一种人参皂甙，如果煮的时间过久，就会分解，失去其营养价值。所以，煲参汤的最佳时间是40分钟左右。煲汤时不要过早放盐，盐会使肉中含的水分很快跑出来，也会加快蛋白质的凝固，影响汤的鲜味。但无论煲汤的时间有多长，肉类的营养也不能完全溶解在汤里，所以喝汤后还要吃适量的肉。

据现代科学研究，在煲好的骨头汤里有一种叫作"琬胶"的物质，能祛病健身、延年益寿。加上煲汤多和季节气候相合，不同季节的汤品不同，以适应人体的需要，这与中医"天人合一"的理念不谋而合，因此对我们的身体大有益处。

春季煲汤食谱

☙ 1.淮山芡实扁豆排骨汤

【功效】健脾醒胃，祛湿抗疲劳。

【原料】可选用淮山药15克，芡实15克，炒薏米15克，炒扁豆15克，北芪12克，白术10克，猪排骨200克。

【制法】先用水浸泡淮山药，以去掉硫磺之味。扁豆、薏米用锅炒至微黄，猪排骨洗净血污并斩件，芡实、北芪、白术用清水洗净，然后将全部用料放进汤煲内，用中火煲1.5小时，调味即可。

☺ 2.陈皮白术猪肚汤

【功效】健脾开胃，促进食欲。

【原料】每次可选用新会陈皮6克，白术30克，鲜猪肚半个或1个，砂仁6克，生姜5片。

【制法】先将猪肚去除肥油，放入开水中去除腥味，并刮去白膜。陈皮、白术、砂仁、生姜用清水洗净。然后将全部用料放入汤煲内，煮沸后用慢火煲2小时即可。

☺ 3.首乌茯苓白术鸡汤

【功效】养颜，补气血。

【原料】何首乌30克，茯苓11克，白术8克，鸡1只，清水15碗，姜2片，盐适量。

【制法】将鸡去除内脏，洗净，切半，汆烫，备用。将其他材料洗净。将清水煮沸，把各种材料放入煲内，用大火煮20分钟，再改用小火熬煮2小时，下盐调味，即可饮用。

☺ 4.芡实莲子煲猪瘦肉汤

【功效】健脾胃，益气血。

【原料】芡实40克，莲子40克，猪瘦肉500克，姜2片。

【制法】芡实、莲子稍浸泡，洗净，猪瘦肉洗净，整块（不用切开）与姜一起放进沙锅里，加水约10碗，大火煮沸后，改小火煲约2个小时，煮好后按自己的口味加入食盐调味即可。

夏季煲汤食谱

☙ 1.莲子鸡心汤

【功效】清热除烦。

【原料】鸡翅4只，鸡心10个，莲子2把，木耳1把，葱、姜、花椒、香叶、盐、胡椒粉适量。

【制法】先将木耳用水浸发，鸡翅和鸡心洗净，放冷水砂锅中，加4小碗水，煮开后去浮沫，放入莲子，再加入各种香辛料，小火煲1小时，加入木耳，再加入盐，继续煮10分钟，最后用胡椒粉略调味，即可食用。

☙ 2.荷叶排骨汤

【功效】消暑健胃补益。

【原料】山楂15克，新鲜荷叶一角，排骨200克，乌梅两枚，生薏米30克。

【制法】拣选煲汤用的排骨，洗净，飞水，斩件；山楂、乌梅和生薏米分别用清水浸透、洗干净；新鲜荷叶用清水洗干净。先将山楂、排骨、乌梅和生薏米放入瓦煲内，加入适量清水，用猛火煲至水滚，然后改用中火煲约3小时左右，再放入新鲜荷叶稍滚便可，加盐调味，即可饮用。

☙ 3.椰子银耳煲老鸡

【功效】调养肤质，清热降火。

【原料】土鸡1只（约500克），椰子1个，干银耳40克，红枣12粒，姜3片，调味料，盐适量。

【制法】将椰子去皮，取其椰子水与新鲜椰子肉。将鸡氽烫后备用。将银耳先泡水15分钟，洗净去带备用。将鸡放入锅中，加热水淹过鸡肉，以大火煮沸，转中火续煮45分钟。再放入银耳、红枣、姜片，一起煮45分钟，然后加盐调味即可。

🌀 4.霸王花节瓜煲猪利

【功效】祛暑益气，生津止渴，养阴清热。

【原料】猪利1个，霸王花2棵，节瓜2个（切大块），大瑶柱4粒，莲子、眉豆、薏米、百合、芡实、花生各少许，陈皮1个（去囊），姜大块（拍）。

【制法】先将猪利放入沸水中煮5分钟（出水），刮去利苔洗净，其他材料洗干净后，放入瓦煲，煲4小时下盐即可。

秋季煲汤食谱

🌀 1.去燥润肺老鸽汤

【功效】滋阴益气，清热解毒，润肺养肺，生津润燥。

【原料】鸽2只（约500克），沙参20克，玉竹20克，麦冬15克，姜片5克，骨汤2000克，精盐少许。

【制法】将每只鸽斩成四大块，放入开水锅内焯过，洗去血水，沥干待用。将鸽肉和洗净沙参、玉竹、麦冬、姜片一同放进砂锅内，注入骨汤，加盖，用慢火煨约60分钟至肉熟汤浓，调味即成。

🌀 2.沙参百合鸭汤

【功效】养阴润肺，清热化痰。

【原料】北沙参、百合各30克，肥鸭肉150克。

【制法】将北沙参、百合、鸭肉分别洗净，一同入锅，加水适量，先用武火烧沸，再用文火炖至鸭肉熟烂即成。

3.白果鸭梨炖鹌鹑

【功效】生津，润燥，清热，化痰。

【原料】鹌鹑1只，白果50克，鸭梨1个，枸杞5克，姜10克，葱10克，盐6克，鸡粉3克。

【制法】将鹌鹑处理干净，砍成块，鸭梨去核切成块，姜去皮切片，葱切成段。锅内烧水，待水开后，投入鹌鹑，用中火焯水，去净血渍，倒出洗净。取炖盅一个，加入鹌鹑、白果、鸭梨、枸杞、姜、葱，调入盐、鸡粉，注入适量清水，加盖炖约3小时后去掉葱，即可食用。

4.无花果南杏排骨汤

【功效】润肺止咳。

【原料】无花果8枚，南杏仁25克，陈皮1角，排骨500克。

【制法】无花果用清水洗净后切开两半，南杏去衣，排骨斩件出水，全部材料放入煲中煲2小时调味。

冬季煲汤食谱

1.人参白术鸡汤

【功效】补脾益肺，生津止泻，安神定志，补气生血。

【原料】鲜人参2根，白术15克，鸡300克，胡萝卜50克，枸杞3克，姜3克，葱10克，红枣10克，盐、鸡粉各适量。

【制法】将鸡剖开洗净，鲜人参洗净，胡萝卜切片。将锅内烧水至沸后，放入鸡煮去表面血渍后，倒出，用水冲净。将鸡、鲜人参、胡萝卜、白术、枸杞、姜、葱、红枣放入炖盅内，加清水炖2小时，放入盐、鸡粉，即可食用。

2.红枣当归煲牛尾

【功效】强身健骨。

【原料】牛尾75克，干红枣2颗，当归10克，姜片1片，葱段1段，白酒适量。

【制法】将牛尾切成块，用清水漂洗15~30分钟，焯水捞出。牛尾入锅加开水、红枣、当归、葱、姜，大火烧开。倒入少量白酒滚5分钟后，盛出入炖盅，再上锅蒸2小时即成。

3.黄芪鳝鱼汤

【功效】补气养血，健美养颜。

【原料】鳝鱼500克，黄芪30克，生姜1片，红枣5枚(去核)，食盐、味精、胡椒粉各少许。

【制法】将黄芪、红枣洗净；鳝鱼剖去肠杂，洗净，切块。油、盐起锅放入鳝鱼、生姜，炒至鳝鱼半熟；把黄芪、红枣、鳝鱼一齐放入锅内，加清水适量，武火煮沸后，文火煲1~2小时，加食盐、味精、胡椒粉调味供用。

4.淮枸羊肉汤

【功效】温补脾胃，益肺利肾。

【原料】羊肉500克，淮山药150克，枸杞10克，姜末、葱末、胡椒、绍酒、食盐各适量。

【制法】羊肉洗净切块，入沸水锅内，去血水；淮山药清水浸透与羊肉一起置于锅中，放入适量清水，将配料投入锅中，但盐在出锅前才放；大火煮沸后，改用文火煨至熟烂。

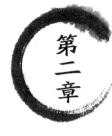

第二章

《黄帝内经》运动养生秘笈：

没事多动动，腰不疼腿不痛

形与神俱，而尽终其天年，度百岁乃去。

——《内经·素问·上古天真论》

人身之本，在于形神，动则养形，静则养神，只有形神相宜，才能活到天年，过百岁才去。

《黄帝内经》认为：运动和静养是养生防病的重要原则，提倡动静结合，形神共养。人体的筋骨肌肉需要适当的运动，否则"久卧伤气，久坐伤肉"；而对于人弥足珍贵的神来讲，则需要静养，"恬淡虚无，真气从之"，静养能保养和提升人的内在生命力。只有做到动静兼修，动静适宜，才能"形与神俱"达到养生的目的。

一、养身在动，养心在静

动静结合好防病

生命在于运动，还是生命在于静养？是很多年来人们热论的话题。《黄帝内经》早在几千年前就给出了答案，人体的筋骨肌肉需要锻炼，"久卧伤气，久坐伤肉"，只有适当的运动，才能使身体强壮。而对于人弥足珍贵的神来讲，却需要静养，"恬淡虚无，真气从之"，静养能保养和提升人的内在生命力。

"生命在于运动"是人所共知的保健格言，它说明运动能锻炼人体各组织器官的功能，促进新陈代谢，增强体质，防止早衰。但并不表明运动越多越好，运动量越大越好。也有人提出"生命在于静止"。人的寿命和身体健康状况受遗传、基因条件，及疾病、意外因素等各种因素的制约和影响，这些影响，都是通过身体能耗情况和心脏跳动频率来起作用的。野生动物，相对于家养动物，有更强健的体格和灵敏的反映，但几乎任何一种动物在人工圈养状态下的寿命都比在自然野生环境下要长许多。中国古代思想家们在养生方法上虽然各有侧重，但本质上都提倡动静结合，形神共养。只有做到动静兼修，动静适宜，才能"形与神俱"达到养生的目的。

1.动以养形

中国古人认为人的内部气血及各种器官组织都处于恒动状态，采用运动方法和手段促进这种内在运动状态的发展，就能求得养生健身的效果。静而乏动则易导致精气郁滞、气血凝结，久即损寿。所以，《吕氏春秋·达郁》说："形不动则精不流，精不流则气郁。"《寿世保元》说："养生之道，不欲食后便卧及终日稳坐，皆能凝结气血，久则损寿。"运动可促进精气流通，气血畅达，增强抗御病邪能力，提高生命力，故古代名医张子和强调"惟以血气流通为贵"。适当运动不仅能锻炼肌肉、四肢等形体组织，还可增强脾胃的健运功能，促进食物消化输布。

华佗云："动摇则谷气得消，血脉流通，病不得生。"脾胃健旺，气血生化之源充足，故健康长寿。经常运动锻炼，可以使肺脏弹性大大增加，呼吸肌力量也增大，从而增强卫外功能，适应气候变化，有助于预防呼吸道疾病。中医认为肾主骨，不少中老年人通过运动使新陈代谢旺盛，使肾脏机能得到很大锻炼，促进了代谢废物的排泄。体育运动可促使脑血循环，改善大脑细胞的氧气和营养供应，延缓中枢神经细胞的衰老过程，提高其工作效率。尤其是轻松的运动，可以缓和神经肌肉的紧张，收到释发压力及镇静的效果，对神经官能症、情绪抑郁、失眠、高血压等，都有良好的治疗作用，近年来神经心理学家通过实验已经证明，肌肉紧张与人的情绪状态有着密切关系。不愉快的情绪通常和骨骼肌肉及内脏肌肉绷紧的现象同时产生，而体育运动，能使肌肉在一张一弛的条件下逐渐放松，有利于解除肌肉的紧张状态，减少不良情绪的发生。

2.静以养神

中国传统养生文化在历史上长期受到道学的影响，清静养生的思想在一定程度上占据着中国传统养生文化的主流地位。古人认为"神"有任万物而理万机的作用，常处于易动难静的状态，"神"易动难静，故清静养神就显得特别重要。《黄帝内经》谓："恬淡虚无，真气从之，精神内守，病安从来。"老子说"无欲以静，无下将自定"，主张"致虚极，宁静笃"。即要尽量排除杂念，以达到心境宁静状态。

但心底清净，并非不用。清代的曹庭栋在总结前人静养思想的基础上，赋于"静神"新的内容。他说："心不可无所用，非必如槁木，如死灰，方为养生之道"，"静时固戒动，动而不妄动，亦静也"。曹氏认为"静神"实指精神专一，屏除杂念及神用不过。正常用心，能"思索生知"，对强神健脑会大有益处。但心动太过，精血俱耗，神气失养而不内守，则可引起脏腑和机体病变。

静神养生的方法也是多方面的，如少私寡欲、调摄情志、顺应四时、常练静功等。科学研究统计发现，长寿的人大都从事清静的职业，生命活动和生活内容并没有过多的运动、波动与激动，精神没有任意消耗。

动静适度有诀窍

从《内经》的"不妄作劳"到孙思邈的"养性之道，常欲小劳"，都强调动静适度。日常生活中可尝试小劳，要多走楼梯，少乘电梯；多争取机会走路，少乘汽车；看电视时，可在广告时间做一些伸展运动，如弯腰、踢脚等；与朋友做定期运动，如慢跑、打羽毛球、游泳等，并培养自己对个别运动的兴趣，养成有规律的运动习惯。

运动时，一切顺乎自然，进行自然调息、调心，神态从容，摒弃杂念，神形兼顾，内外俱练，动于外而静于内，动主练而静主养神。这样，在锻炼过程中内练精神、外练形体，使内外和谐，体现出"由动入静"、"静中有动"、"以静制动"、"动静结合"的整体思想。

古人云："冰冻三尺，非一日之寒"，"人贵有志，学贵有恒"，做任何事情，要想取得成效，没有恒心是不行的。运动养生不仅是身体的锻炼，也是意志和毅力的锻炼。如果因为工作忙，难以按原计划时间坚持，每天挤出10分钟，8分钟进行短时间的锻炼也可以。若因病或因其他原因不能到野外或操场锻炼，在院内、室内、楼道内做做原地跑、原地跳、广播操、太极拳也可以。不能一时兴起，拼命练习，兴奋过后，又恢复原状。

运动后食欲减退，头昏头痛，自觉劳累汗多，精神倦怠，说明运动量过大，超过了机体耐受的限度，这样的锻炼对身体是有害无益。一般来说，以每次锻炼后感觉不到过度疲劳为适宜；也有人以脉搏及心跳频率作为运动量的指标，若运动量大，心率及脉率就快。对于正常成年人的运动量，以每分钟心率增加至140次为宜；而对于老年人的运动量，以每分钟增加至120次为宜。

为健康而进行的锻炼，应当是轻松愉快的，容易做到的，充满乐趣和丰富多彩的。美国运动生理学家莫尔豪斯提出，运动应当在顺乎自然和圆形平面的方式下进行。正确的锻炼方法是运动量由小到大，动作由简单到复杂。以跑步为例，刚开始练跑时要跑得慢些、距离短些，经过一段时间锻炼，再逐渐增加跑步的速度和距离。

一般来说，早晨的空气相对较新鲜，而室内的氧气经过一夜的睡眠后，大部分被人吸收了，二氧化碳的浓度相对增多，到室外空气清新的地方进行运动锻炼，即可把积聚在身体内的二氧化碳排出来，吸进更多的氧气，使身体的新陈代谢增强。为一天的工作打好基础。

对于老年人和有慢性疾患的人来说，由于肌肉力量减退，神经系统反应较慢，协调能力差，宜选择动作缓慢柔和，能使肌肉协调放松、全身能得到活动的运动，像步行、太极拳、慢跑等。而对于年轻力壮、身体又好的人，可选择运动稍大、身体可以耐受的锻炼项目，如长跑、打篮球、踢足球等。售货员、理发员、厨师等工作性质的人需要长时间站立，易发生下肢静脉曲张，在运动时不要多跑多跳，应仰卧抬腿；经常伏案工作者，要选择一些扩胸、伸腰、仰头的运动项目，又由于用眼较多，还应开展望远活动。

动中取静这样做

1.静坐

静坐时，重要的不是坐的姿势，而是要反省自己，精神凝聚，人我两忘。

2.听音乐

要求音乐低回高昂，舒缓旷远。好的音乐会让人自然地宁静下来。当一个人夜深人静，把如泣如诉的"小夜曲"调得很低很低，人生的疲劳和收获、快乐和忧伤仿佛在细细滤清，非常宁静；有时眼泪不晓得怎么会流下来，这眼泪不是悲伤也不是喜悦，那是意境。感觉身体每一部分自然打开了，心里的烦恼什么都没有了。那是寂寞的享受，宁静的享受。不是钱能买得到的，更不是靠药能吃出来的。

3.钓鱼

垂钓时需要心情平静。在静的环境下垂钓，人的心脏搏动有规律，血压也较稳定。通过钓鱼、静坐，不少高血压患者通过自身的调节，血压也逐渐趋于正常。还有些人常为失眠所苦，大多是由用脑过度、精神高度紧张造成的，经过垂钓静坐，精神放松后病情就能有所好转。

4.冥想

冥想可以促进全身血液循环，为全身组织器官输送大量氧气和营养，减轻焦虑，也是放松思想的一种运动体操。冥想时可以在安静的环境中想象绮丽的风光、美妙的鸟语、灿烂的星光、壮丽的山川……这些对健脑提神大有好处。

秋季进行户外运动，为什么容易感冒

秋季阳收阴长，气温不断下降。秋季运动量过大，易耗伤元气，从而导致人体卫外功能失调，抵抗力下降。从现代医学角度来讲，气温下降会反射性地引起人体血管收缩，肌肉伸展度明显降低，关节生理活动度减小，神经系统对运动器官调控能力下降，这样运动出汗后，容易引起感冒。所以秋季应参加一些轻松平缓、活动量小的运动，同时注意水分的补充，这样才能真正做到有益身体，提高身体素质。

二、遏制体质下降，关键在于运动

过逸容易伤身体

《黄帝内经》认为一个人情志闲适而欲望少，内心安宁没有恐惧，形体劳顿而不觉疲倦，气机调顺，一些合理的愿望得到满足，那么这个人就是一个很健康的人。如果一个人整天活在计算和疑虑、恐惧之中，神气耗损，或者形体承受着过度的劳损，那么这样的人一定不健康。

现实生活中，也有很多人奉行"工作越清闲越好，活动量越轻越好"，"懒于用脑，饱于口福"的原则；有的人甚至每天大部分时间是在沙发和床上度过的。岂不知如此"享福"，往往会因福得祸。

古人说得好，"流水不腐，户枢不蠹"。美国科学家富兰克林也说过："懒惰像生锈一样，比操劳更能消耗身体。经常用的钥匙总是亮闪闪的。"贪图安逸危害健康，勤奋乃保健良方。

1.营养过剩

会"享福"者多贪食，天天不离佳肴美味，过量摄入高脂肪、高蛋白、高糖饮食，而体力消耗几乎降到了最低限度，热量的"收入"大于"支出"，于是营养过剩，导致脂肪在体内堆积，显得体态臃肿，出现双下巴、大肚皮。动辄气喘吁吁，虚汗淋淋。越闲越懒，闲逸病还有一个很大的特征就是越安逸越想安逸，越闲越怠，越养越懒。于是精神萎靡，呵欠连绵，喜躺思睡，不求进取。

2.智能降低

人的大脑功能是用进废退的。事业上勤奋的人，能使大脑增加释放脑啡肽等特殊生化物质，脑内的核糖核酸含量比普通人要高10%～20%。它们能促进脑垂体分泌神经激素–多肽组成的新的蛋白质分子。这种蛋白质被人们誉为"记忆分子"，对促进记忆和智力的发展颇有助益。而逸多劳少，不善动脑的人，由于大脑机能得不到充分发挥脑啡肽及脑内核糖核酸等生物活性物质的水平降低。若长期如此，则使大脑功能呈渐行性退化思维及智能逐渐迟钝，分析判断能力降低。

3.免疫力下降

人体免疫功能是动则盛，惰则衰。贪图安逸者活动甚少，久之会使机体的免疫功能降低，加之体重超重，易于罹患高脂血症、高血压病、动脉粥样硬化、冠心病等疾患。很多慢性病，诸如消化性溃疡、糖尿病、胆石症等，也好发于逸多劳少的人。四体不勤，懒散懈怠，其精力和体力无疑会走下坡路，抵抗疾病的能力相应下降，很多疾病就会乘虚而入，怕风、怕冷、怕热，动辄出汗气喘，遇寒则伤风，适应的幅度变小，生理耐受力降低。

4.心理折磨

过逸者往往反应迟钝，懒散健忘，会经常沉湎于不良情绪的负体验之中，加上他们甘居平庸，迷恋轻闲，得过且过，事业上无所作为，常常会引发各种社会矛盾。

5.未老先衰

大量事实证明，中年人的健康亦有赖于心理上的平衡，有赖于神经系统保持一定的紧张性。过逸少动可使中年人对外界环境的适应能力降低、易致未老先衰。究其机理，乃是劣性心理会影响内分泌功能，而内分泌功能的不良改变又会反过来增加人的紧张心理，形成恶性循环，影响体内一系列代谢过程，贻害身心健康，进而导致早衰。有资料表明：平时心境较差，且不爱运动的中年人，其心脑可早衰10~15年，罹患心血管疾病的危险要比一般人高出1~3.5倍。

过劳容易伤脏腑

现代我们把"病"统称"疾病"。而在古代"疾"与"病"含义不同，"疾"是指不易觉察的小病，如果不采取有效的措施，就会发展到可见的程度，便称为"病"。这种患疾的状态，就是过度劳累，即亚健康状态，在中医学中称"未病"，是身体已经出现了阴阳、气血、脏腑的不平衡状态。

《黄帝内经》提出"春秋冬夏，四时阴阳，生病起于过用，此为常也"，适当劳动能使人气血通畅、形体康健，而一旦劳动强度超过机体所能负荷，人体内脏都经受着极大的考验。久之，内脏系统就会造成一定程度的损伤，而表现出功能的失调或出现器质性病变。

身体过劳的征兆主要有以下这些：浑身无力、容易疲倦、头脑不清爽、思想涣散、头痛、面部疼痛、眼睛疲劳、视力下降、鼻塞眩晕、起立时眼前发黑、耳鸣、咽喉异物感、胃闷不适、颈肩僵硬、早晨起床有不快感、睡眠不良、手足发凉、手掌发黏、便秘、心悸气短、手足麻木感、容易晕车、坐立不安、心烦意乱等。

中医调理强调的"未雨绸缪、防患未然"，是预防"过劳"

的最好途径。过度劳累的病程要是超过三四年，治疗会相当困难。为此，要避免此症的痛苦，要防止"累死"，最重要的还是预防，避免长时间的极度紧张和精神负担过重。专家认为，预防过度劳累对身体的伤害要注意饮食、卫生、生活质量、运动。

1.消除脑力疲劳法

适当参加体育锻炼和文娱活动，积极休息。如果是心理疲劳，千万不要滥用镇静剂、安眠药等，应找出引起感情忧郁的原因，并求得解脱。病理性疲劳，应及时找医生检查和治疗。学习自我调适心理压力技能也十分重要，防止心里太过紧张。过度紧张可使血压升高，心脏负担加重，诱发心率失常、冠心病等身心疾病，甚至还可能使心血管患者，发生心肌梗死。如果长期的情绪压力得不到舒解，可能导致抑郁，身心俱疲，此时也可用橙花、天竺葵、红橙、玫瑰精油泡脚，以缓解抑郁症状。

2.饮食补充法

早餐是激活一天脑力的燃料，不能不吃。许多研究都指出，吃一顿优质的早餐可以让人在早晨思考敏锐，反应灵活，能提高学习和工作效率。研究也发现，有吃早餐习惯的人比较不容易发胖，记忆力也比较好。按时吃饭，在办公室叫外卖应注意饮食营养的搭配。多吃含蛋白质、脂肪和丰富的B族维生素食物，如豆腐、牛奶、鱼肉类，多吃水果、蔬菜，适量饮水，装在暖水瓶里几天的开水、反复煮沸的开水、水龙头里停用一夜的"死水"（可能含有大量的军团杆菌）、隔夜茶等都不能喝。

3.休息恢复法

为了次日做更多的事情，早点睡吧。晚上11点到凌晨1点，是肝脏的最佳排毒时间，此时应该进入熟睡状态。每天都要留出一定的休息时间。听音乐、绘画、散步等有助解除生理疲劳。据调查，每天在办公室的时间过长也是引起疲劳的原因之一。所以，中午时间最好别留在办公室里，可以在室外走走，以缓解工作的压力。积极治疗原有疾病，特别是高血压、冠心病、糖尿病、心血管及消化系统疾病，要特别注意调养。

4.科学健身方法

一是有氧运动，如跑步、打球、打拳、骑车、爬山等，防止肥胖。肥胖会给心血管系统带来很大的负担，研究资料显示，体重超重5千克，心脏的负担就会增加10%。二是腹式呼吸，全身放松后深呼吸，鼓足腹部，憋一会儿再慢慢呼出。三是做保健操；四是点穴按摩，久坐电脑前、压力大的人颈椎长时间保持一个姿势，会出现肩关节肌肉紧张、颈肩韧带疲劳。这时可以按摩臂合阳穴，位置在肘关节向下两三指宽、前臂正中，按到出现麻感，肩颈部就能得到放松。也可以找脾经的穴位进行按摩。脾经在小腿的内侧，可用刮痧板从脚踝开始由下往上刮，一遍遍反复刮抹。

三、选择适合自己的运动方式

几种常见的导引法

我国传统医学向来注重"天人合一",像"不治已病治未病",这些都是《黄帝内经》中提到的导引健身方法。所谓"导引",指"导气会和"和"引体会柔",是呼吸运动和躯体运动相结合的一种体育疗法。用现代汉语来表达,"导引"就是保健医疗体操。

早在原始时代,先民们为了表示欢乐、祝福和庆功,往往学着动物的跳跃姿势和飞翔姿势舞蹈,后来,便逐步发展成为锻炼身体的医疗方法。早在春秋战国时,以呼吸运动为主的"导引"方法已相当普遍。《庄子》中讲道:"吹响呼吸,吐故纳新,熊经鸟申,为寿而已矣。此导行之士养行之人彭祖寿考者之所好也。"导引发展到后世,就是传承至今的五禽戏、八段锦等。

五禽戏:五禽戏是东汉名医华佗所创,华佗在观察了很多动物后,以模仿虎、鹿、猿、熊、鹤五种动物的形态和神态,以达到舒展筋骨、畅通经脉为目的的一种健身方法。就是指模仿虎、鹿、熊、猿、鸟五种禽兽的动作,组编而成的一套锻炼身体的方法。

六字诀:六字诀由南北朝时期梁代陶弘景正式提出。他在

《养性延命录》中说："凡行气，以鼻纳气，以口吐气，微而引之名曰长息。纳气有一，吐气有六。纳气一者谓吸气，吐气有六者，谓吹、呼、唏、呵、嘘、丝，皆出气也。"在呼气时发出"吹、呼、唏、呵、嘘、丝"六个字的音，再配合吸气，来达到锻炼内脏、调节气血、平衡阴阳的目的。

易筋经：易，改变之意；筋，泛指肌肉、筋骨；经，为方法。因而易筋经是一种改变肌肉、筋骨质量的特殊锻炼方法。它除练肌肉、筋骨外，同时也练气和意，是一种意念、呼吸、动作紧密结合的功法。柔刚相济，身体自然放松，动随意行，意随气行，不能紧张、僵硬。

太极拳：太极拳正是以太极理论为依据，讲求动静、阴阳，形体外动，意识内静。形动于外，则分虚实，运阴阳，拳路整体以浑圆为本，一招一式均由各种圆弧动作组成，按太极图形组成各种动作；意守于内，以静御动，用意识引导气血运于周身，如环无端，周而复始。可见所谓"太极拳"，就是以"太极"哲理为依据，以太极图形组编动作的一种拳法。其形在"太极"，意在"太极"，故而得名。

八段锦：源于宋代的强身气功八段锦曾是流行于民间的健身方法之一。锦字从金，形容贵重；帛是古代颜色鲜美之物。因为这种功法可以强身益寿，有如展示给人们一幅绚丽多彩的锦缎，故称为"锦"。八段锦是由八节不同动作组成的一套医疗康复体操，其动作简单，易学易练，并在实践中不断加以修改、创新。八段锦功能柔筋健骨、养气壮力，可以行气活血、协调五脏六腑功能，男女老幼皆可锻炼。现代研究也已证实，这套功法能加强血液循环，对腹腔脏器有柔和的按摩作用，对神经系统、心血管系统、消化系统、呼吸系统及运动器官都有良好的调节作用，是一种较好的体育运动。八段锦体势有坐势和站势之分。前者练法恬静，运动量小，适于起床前或睡觉前锻炼；后者运动量大，适于各种年龄、身体状况的人锻炼。

如何根据年龄选择健身运动

二十岁：可选择高冲击有氧运动，跑步或拳击等运动方式。对你的身体而言，好处是能消耗大量卡路里，强化全身肌肉，增进精力、耐力与手眼协调。在心理上，这些运动能帮助你解除外在压力，让你暂时忘却日常杂务，获得成就感。同时，跑步还有激发创意、训练自律力的优点。而拳击除了培养信心、克制力与面对冲突的能力等好处外，更适合拿来当做"出气筒"。

三十岁：建议选择攀岩、滑板运动、溜冰或者武术来健身。除了减肥，这些运动能加强肌肉弹性，特别是臀部与腿部，有助于培养活力、耐力，能改善你的平衡感、协调感和灵敏度。在心理上，攀岩能培养禅定般的专注工夫，帮助你建立自信与策略思考力，溜冰令人愉悦、忘却不快，武术帮助你在冲突中保持冷静、自强与警觉性，同样能有效增进专心的程度。

四十岁：选择低冲击有氧运动，远行、爬楼梯、网球等运动。这对身体的好处是能增加体力，加强下半身肌肉，特别是双腿，像爬楼梯既可以出汗健身，又很适合忙碌的城市上班族天天就近练习。网球则是非常合适的全身运动，能增加身体各部位的灵敏度与协调度，让人保持精力充沛，同时对于关节的压力也不如跑步和高冲击有氧运动来得大。而在心理上，这些运动让人神清气爽，松弛紧张和压力。以爬楼梯为例，有规律地爬上爬下常是控制自己，让心情恢复稳定的好方法。同样，打网球除了有社交作用，还能抛开压力与杂念，训练专注力、判断力与时间感。

　　五十岁：适合的运动包括游泳、重量训练、划船，以及打高尔夫球。游泳能有效加强全身各部位的肌肉与弹性，而且由于有水的浮力支撑，不如陆上运动吃力，特别适合疗养者、孕妇、风湿病患者与年纪较大者。重量训练能坚实肌肉、强化骨骼密度，提高其他运动能力。而打高尔夫球时如果能自己走路、自背球袋，而且加快脚步，常有稳定心脏功能的效果。心理上，游泳兼具振奋与镇静的作用，专心的划水让人忘却杂务。重量训练有助提高自我形象，让压力与烦躁都随汗水宣泄而出。团队一起划船能培养协同与团队精神。打高尔夫球则可让人更专心、更自律。

　　六十岁以上：应该多进行散步、交谊舞、瑜伽或水中有氧运动。散步能强化双腿，帮助预防骨质疏松。交谊舞能增进全身的韵律感、协调感，使人优雅，非常适合老年人。瑜伽能使全身更富弹性与平衡感，能预防身体受伤。水中有氧运动主要增强肌肉力量与身体的弹性，适合肥胖、孕妇或老弱者健身。这些都不算是剧烈的运动，但是在健身之外，它们的最大功用是能使人精神抖擞，感觉有趣，并且有社交的作用，是让老年人保持年轻心态的一个好方法。

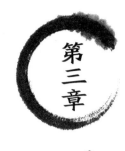

第三章

《黄帝内经》体质养生秘笈：

最好的医生是自己

人之生也，有刚有柔，有弱有强，有短有长，有阴有阳。

——《灵枢·首要刚柔》

人生而不同，有刚毅的人，有柔婉的人，有弱小的人，也有强悍的人，有个子矮小的人，也有高个的人，有阴性体质的人，也有阳性体质的人。

世界上有多少片叶子，就有多少不同的人，人们的天生禀赋各不相同。无可否认，人们的先天素质差别较大，而且不像后天素质一样，可以通过刻意锻炼而等齐，越是高位的竞争，先天素质的差别形成的影响越明显。同样的道理，不同先天的人，其体质特点不同，身体素质也不同，因而相应地，其发病倾向、养生侧重点也不尽相同。

一、认识中医的体质养生

人的体质各有不同

体质就是指人体生命过程中，在先天禀赋和后天获得的基础上所形成的形态结构、生理功能和心理状态方面综合的、相对稳定的固有特质。体质现象是人类生命活动的一种重要表现形式，在指导人的养生，疾病的预防、诊治、康复等方面有着重要作用和意义。中医所讲的体质，更重视人体形与神的综合反应。

近年来，养生保健成了人们非常关注的话题，为了健康长寿，人们在养生上大费心机，各种食材和药材，花样翻新地出现在人们的餐桌上，但是偏偏很多人，越养身体越差，越养越没有精神，更有甚者，无病成有病，有病者病情加重。有些人听说喝绿茶好，天天饮茶，结果出现心慌、胃痛、腹泻等症状；有的人听说吃人参能补元气、延年益寿，于是天天红参、高丽参，结果导致血压上升、大便干燥等。究其原因，这和人们不懂得自身体质偏向，盲目进补有很大关系。

人的体质先天禀赋占一部分，后天修养也占一部分。孕妇气血不足，其孕育出的胎儿身体素质就会相对低下，孩子出生后就容易感冒、腹泻等，这种胎元环境中受到的影响，就是先天影响。后天影响，多指人的年龄、生活方式、生存环境、精神活动、疾病、药物等都会对人体质的形成产生影响。而这体质的形成尤以后天因素最为重要，我们可以看到历史上很多长寿之人他们从小体弱多病，但通过后天锻炼，身体素质逐渐加强，从而益寿延年。因此体质纠偏，后天因素也起决定作用，而这也是根据不同体质来养生的基础。

中国人的体质，一般划分为9类："平和体质"、"气虚体质"、"湿热体质"、"阴虚体质"、"气郁体质"、"阳虚体质"、"痰湿体质"、"血瘀体质"、"特禀体质（过敏体质）"。这九种体质中，除了平和体质，其余体质都有一些偏性。如阳虚体质的人，母体阳气虚弱所致，或者后天失养，阳气耗散过度，因此体内阳弱阴盛。血瘀体质的人，体内容易形成瘀血，造成血脉不通。在日常生活中，只要注意起居、饮食、运动、情志等因素，这些体质都能得到很大的改善，甚至可以纠正偏颇，使之成为平和体质。

体质养生要则

体质养生不是任意施为，而是有一些大家公认的养生原则，只要把握住这些方面，就真正掌握了体质养生的精髓。

1.调和阴阳

阴阳平衡是人体的大纲，人体内外所有的活动都不能脱离阴阳二字，而人体的很多不平衡现象也都可以从阴阳方面来解释。因此阴阳调和是体质养生的主要着眼点。正如家庭和谐，这样才有事业的顺利、孩子的聪明健康一样。阴阳和谐，人体才气血畅顺、内外协调、脉和骨坚。

2.调理脏腑

由于人体的生命活动是以五脏为主体的脏腑功能的综合反映，所以脏腑功能不正常，直接影响人体的健康。调整脏腑功能，使人体五脏六腑功能相对稳定和协调，人体机能才协调高效。

3.畅通经络

经络是气血输送的主要渠道，经络畅通，阴阳交汇，内外相通，则各种营养物质才能顺利被人体吸收，而且经脉畅通，充盈的气血运行无阻，脏腑联系正常，脏腑也才能得到有益的补充或纠正偏颇，为调整脏腑功能和阴阳平衡打下坚实的基础。

4.滋养阴精

阴精充斥人体上下，阴精是人体形成的重要物质基础。阴精丰厚，则人体的各种活动资源充足；阴精消耗过多，则运动乏源，人体各种活动自然会减弱。人活精气神，《黄帝内经》讲："精盈则气盛，气盛则神全"，阴精亏损，体弱神衰，脏腑机能失调，百业不兴，则人体凋亡。

5.调节气机

人体的气不断进行升降出入这四种运动，气体运行规律被打破，则人体健康有碍。《黄帝内经》中就提出"百病生于气"的论点。气的运动是水火、阴阳运动的总称，气机紊乱，体内水火、阴阳运行紊乱，该上的不上，该下的不下，该出不出，该进不进，则人体内部变故横生，所以要保养好生命，必须调整气在体内的正常运行。

6.调养神光

中医学认为，神是生命活动的主宰，是人生命存在的主要表现。《黄帝内经》明确指出："得神者昌，失神者亡"。神和精的关系，神主动，精主静。在生命过程中，神易于动而致耗，难于静而内守。因此，神光得养，存在时间较长，则人体衰老减慢，生命时间延长。

7.顺应天时

中医讲究"天人相应"，天道就是人道，顺应天地运行规律来养生，则得天地之气所佑，养生效果明显。如果逆自然规律而行，人体的调节功能不能适应外界自然环境，那么即使饮食多么精贵，都不能达到很好的调养效果，甚至会因为人和自然平衡被打破而产生疾病。

二、气虚体质：养生重补气健脾

气虚体质的表现及成因

人体由于元气不足引起的一系列病理变化，称为气虚。所谓气，是人体最基本的物质，由肾中的精气、脾胃吸收运化水谷之气和肺吸入的空气几部分结合而成。形随气而动，气在人体中主要表现为一种收摄、推动作用，气不足可以表现为心气不足、脾气不足、肾气不足和肺气不足。

气虚体质者形体多偏胖，身形比较塌软，常常弯腰驼背，面色苍白或者发黄。自我感觉气力不足，体力和精力缺乏，不喜欢进行大量繁杂的体力和脑力劳动，容易疲乏。肺气虚常表现为说话有气无力，动不动就大汗淋漓。心气虚常表现为容易受到惊吓，性格内向，情绪不稳定，胆子小，不喜欢冒险。脾气虚常表现为对于饮食，常常胃口不佳，饭后不容易消化，大便稀烂，严重者甚至完谷不化，也就是俗话说的吃什么排什么。肾气虚常表现为时常腰膝酸软，小便频多，女子白带多而清稀，月经色淡，经期较长；男子精液不固，出现滑精或早泄。总体而言，气虚体质者少气乏力，免疫功能和抗病能力都比较低下，季节交替或天气变化时容易感冒。

气虚体质者形成的原因主要有先天禀赋不足和后天失养两

方面。先天多因父母双方元气不足，其结合产生的胎元也元气不足。再有就是孕妇妊娠呕吐，导致摄入不足，给胎儿提供的营养不够，胎元得不到充足的滋养，娩出时常体重不足或者早产。后天因素多因为喂养不当，水谷精微摄入不足，或者肺、脾、肾生理功能失调等导致气的生成不足，或因劳倦内伤，或因大病、久病等，导致气的消耗过度，从而形成气虚。

现代社会，后天导致气虚的人比较多，失业者、学生和长期从事脑力劳动的人是气虚体质者的主要人群。失业或待业人员生活没有规律，饮食单一，没有工作导致生活和心理双重压力，在这种情况下，极易导致气虚。学生和长期从事脑力劳动的人，动辄熬夜，久坐不动，气的消耗较大，常常表现的多是心气和脾气不足，如心慌心悸、消化不良，饭后清阳不升、困乏等。气虚体质与现代人承受的激烈的社会竞争、压力过大及不良生活方式有很大关系。

气虚体质的调养

1.饮食调养

气虚体质者，不论是老人、孕妇、孩童还是大病初愈的人，都可以选择以下益气之物作为日常主要食材。

大枣：人们认为大枣能补气，调肠胃。现代科学研究证明，大枣是养胃气的重要食物，脾胃不好的人都适合食用。

粳米：我国著名医家王孟英称"粳米粥为穷人的人参汤"，认为经济条件较差的人，如果身体虚弱，粳米熬粥是很好的补养品。在古代医典《伤寒论》中，粳米也是重要的扶正之品。

糯米（江米）：味甘，性温，归脾、胃、肺经。作用：补中益气，补肺敛汗。宜于脾虚腹泻，近代用于慢性胃炎、消化性溃疡。糯米黏滞难化，食积证、气滞证、湿证、脾虚胃弱及消化不良者忌食。

扁豆：味甘，性微温，归脾、胃经。作用：健脾化湿，清暑和中。宜于脾虚湿盛，食少便稀，暑湿吐泻。气滞腹胀者忌食。

豇豆：味甘，性平，归脾、肾经。作用：健脾，补肾。宜于脾胃虚弱，腹泻，呕吐。气滞证和便秘者忌食。

蜂蜜：味甘，性平，归脾、肺、大肠经。作用：补脾缓急，润肺止咳，润肠通便。宜于脾胃虚弱之胃痛，津亏肠燥之便秘，近代用于消化性溃疡。湿证、湿热证及胃胀腹胀、呕吐、便稀者忌食；不宜与葱、莴苣同食。

鸡肉：鸡肉一直是中国人补虚的首选之物。如黄芪煨老母鸡等，能增加补气作用。

牛肉：古医家认为黄牛肉补气，与黄芪同功。是食物中的补气佳品。

兔肉：味甘，性凉。作用：补中益气，凉血解毒。宜于脾虚食少，血热便血，胃热呕吐反胃，肠燥便秘。虚寒、泄泻者忌食。

猪肚（猪胃）：味甘，性温。作用：补益脾胃。宜于虚弱、泄泻，近代用于胃下垂和消化性溃疡。

牛肚（牛百叶）：味甘，性温。作用：益脾胃，补五脏。宜于病后气虚，脾胃虚弱，消化不良。

羊肚（羊胃）：味甘，性温。作用：补虚弱，益脾胃。宜于形体瘦弱，脾胃虚寒。

鳝鱼：《本草衍义补遗》记载，食黄鳝能补气。

鲑鱼：《开宝本草》中认为鲑鱼有益气力，令人肥健的功效。

樱桃：《滇南本草》中记载：樱桃治一切虚证，能大补元气。

葡萄：《滇南本草》认为葡萄可以大补气血；《神农本草经》记载葡萄能益气倍力。

花生：《滇南本草图说》中认为花生补中益气，常用水煮花生食用为妥。

马铃薯（洋芋、土豆、山药蛋）：味甘，性平。作用：补气，健脾。宜于脾虚体弱，食欲不振，消化不良。发芽的马铃薯皮有毒，忌食。

红薯（甘薯、地瓜、番薯）：味甘，性平，归脾、胃经。作用：补脾胃，益气力，宽肠胃。宜于脾胃虚弱，形瘦乏力、纳少泄泻。多食易引起反酸烧心。

香菇：味甘，性平。作用：益胃气，托痘疹。宜于脾胃虚弱，食欲不振，倦怠乏力。属于发物，麻疹和皮肤病、过敏性疾病忌食。

2.药物调养

人参：性温，味甘、微苦，为中医最常用的补气中药，也是众人皆知的补气食物，它能大补元气。《药性论》中说它补五脏气不足。

太子参：补气生津。虽与人参作用相近，可作为人参的代用品，但药力较弱，在各种参类补药中，滋补力量最小，为补气药中的清补之品。主要用于小儿。主治病后体虚，脾胃气虚，乏力自汗，饮食减少，或热病后期气虚津伤，口渴等症。

党参：补益中气，生津养血。功能与人参近似，常作为人参的代用品以治气虚证。唯效力较之为弱，是一味缓补药品。主治脾胃气虚，四肢困倦，短气乏力，食欲减少，大便溏软；或肺气不足，短气喘咳，语言无力，咳声低弱等。

西洋参：味甘，微苦。功能补气养阴，清火生津，是清补保健之妙品，凡欲用人参而不耐人参之温者，皆可用之。适用于肺虚劳嗽，久嗽，喘咳，咯血，肺痿失音等证，适用于讲话较多的人或经常进行激烈活动、疲劳乏力、大汗出者服用。

黄芪：是中医极为常用的补气中药，也是民间常用的补气食品。不少医书都称黄芪补一身之气。《本草求真》认为：黄芪为补气诸药之最，是以有耆之称。根据医家习惯，黄芪常与党参、太子参或人参同服，则补气之力愈佳，气虚体质食之更宜。

山药：为补气食品，凡气虚体质或久病气虚者，宜常食之，最为有益。山药可以补肺气，补脾气，补肾气，故凡肺气虚、肾气虚或脾气虚的方药中，都常用到它。

绞股蓝：健脾益气，生津止渴，清热解毒，止咳祛痰。适用于脾胃气虚，气阴两伤所致的胃脘疼痛，形瘦乏力，口渴等；或咳嗽痰多者。

甘草：炙甘草，性平，偏温滋补，能补脾益气，缓急止痛。常作为其他药物的辅助药品，主要用于脾胃虚弱，气短乏力，消化不良，食少便溏等；生用性凉，有清热解毒、润肺止咳的作用。

白术：补气健脾，燥湿利水，止汗安胎。主治脾虚食少，消化不良，慢性腹泻，或脾虚失运，水湿停聚之痰饮、水肿以及气虚多汗，胎动不安等症。

灵芝：原植物有紫、赤、青、黄、白、黑之分，常服本品益气补虚，养心安神，止咳平喘。主治心气不足或心脾两虚所致的心悸怔忡，失眠多梦，健忘，神疲体倦，食欲不振；或肺虚久咳气喘及一切虚劳体弱，年老体衰之症。灵芝能促进脏腑的生理功能，增强体质，延年益寿，所以曾有"仙草"的美誉。

以上食物药物煮粥或煲汤食用都可益气强身。下面介绍一款简单方便，老少皆宜的家庭常用补气粥。

原料：落花生米45克（不去红衣），怀山药30克，粳米100克，冰糖适量。

作法：分别将花生米及山药捣碎，再与粳米相和，同煮为粥，候熟，入冰糖调匀即成。这款粥可长期食用，有益气养血，健脾润肺之功，产后妇女食后可以通乳。

3.运动调养

气虚体质的人适合散步、慢跑及舞蹈等运动，运动量开始较小，以后逐渐加大。也适宜练八段锦、五禽戏、养生太极拳等中医养生功。

气虚体质者平时还可以做以下一些动作，其对健体益气都有好处。

（1）心肺气虚：端坐，两腿自然分开，双手屈肘侧举，手指伸直向上，与两耳平。然后，双手上举，以两肋部感觉有所牵动为度，随即复原，可连做10次。本动作对气短、吸气困难者有缓解作用。

（2）脾气虚：端坐，左右手在腹部自然重叠，以肚脐为中心，缓慢打圈按摩，每次15～20分钟，每天一到两次。

（3）肾气虚：端坐，两脚自然下垂，左右慢慢转动身体3次，然后，两脚悬空，前后摆动十余次。本动作可以活动腰、膝，具有益肾强腰的功效。

三、阳虚体质：养生重固本培阳

阳虚体质的表现及成因

阳气有温暖肢体、脏腑的作用，如阳虚则机体功能减退，容易出现虚寒的征象，五脏都可见阳气虚损，常见的阳虚有胃阳虚、脾阳虚、肾阳虚等。阳虚主证为畏寒肢冷，尤其是背部和腹部特别怕冷；面色苍白，大便稀烂，颜色浅淡，小便量多而色白，舌头颜色淡，舌体膨大，周围有很多牙印。

畏寒怕冷，四肢不温，这是阳虚最主要的症状。阳气犹如自然界的太阳，阳气不足，则内环境就会处于一种"寒冷"状态，寒冷较重者，常手冷过肘，足冷过膝。阳虚体质的人吃东西后不消化，甚至吃什么拉什么，古人形象地称为"完谷不化"，中医理论认为食物的消化就好比要把生米煮成熟饭，脾胃就是煮饭的锅，而阳气就是煮饭用的火，没有"火"，米就无法煮成"饭"，所以当阳气不足时，进入胃中的食物也就无法很好地"腐熟"（消化），而直接从肠道排出。阳虚的人精神不振，常常感觉疲乏，这是因为阳气不足，细胞的生命活动衰退，所以整个人精神萎靡，困乏欲睡。体内水分的消耗与代谢，取决于阳气的蒸腾作用，如果阳气衰微，对水液蒸腾消耗不足，则多余水分蓄积体内，表现出来就是舌体胖大。舌体胖大，受牙齿挤压而出现齿痕。另外，水液蓄积，也可表现为下肢的肿胀。

不同脏器阳气虚弱，除了如上共同症状外，还有以下不同表现。

心阳虚的人兼见心悸心慌，心胸憋闷疼痛，失眠多梦，心神不宁；肝阳虚者兼见头晕目眩，两胁不舒，乳房胀痛，情绪抑郁；脾阳虚者兼见食欲不振，恶心呃逆，大便稀溏，嗳腐吞酸；肾阳虚者兼见腰膝酸软，小便频数或癃闭不通，阳痿早泄，性功能衰退；肺阳虚者兼见咳嗽气短，呼吸无力，声低懒言，痰如白沫。

阳虚体质的人容易肥胖，过早出现骨质疏松或者出现关节疾患。而对女性来说，常见痛经、月经延后、闭经等。有些痤疮患者，主要是因为下焦虚寒、阳气不足，上下不通造成的。

阳虚体质的成因有先天和后天两个方面：

先天：如果父母为阳虚体质，婚育时年龄较大，超过40岁，怀孕期间过度食用寒凉的食物，都会对胎儿造成影响，造成阳虚体质。

后天：长期用抗生素、利尿剂、清热解毒中药的人，喜欢喝凉茶、喜欢吃寒凉饮食的人以及纵欲的人，都会较大损耗阳气，导致或加重阳虚。另外，工作环境气温低、寒冷，阳气受损，长期也会成为阳虚体质。比如水下作业者，一年到头都泡在水里；还有在冷库工作的人，长期工作环境湿寒，受环境影响，身体阳气也会虚弱受损。

阳虚体质的调养

阳虚体质的调养法则是温补脾肾，温通化阳。

（一）饮食调养

阳虚体质宜食：韭菜、茴香、茄子、辣椒、龙眼肉、牛肉、羊肉、狗肉、兔肉、鹿肉、驴肉、鸡肉、鸭肉、鹌鹑、鲍鱼、黄鳝、羊乳、红糖、八角、花椒、胡椒、肉桂、虾、鳗鱼、鱼鳔、辣椒、大蒜、生姜、糯米、黑米、薏米、甘薯、山药、芡实、扁豆、红枣、栗子、银杏、胡桃、荔枝、菠萝、桃、杏、樱桃、杨梅、黑砂糖、酒等。

阳虚体质忌食：生冷、苦寒黏腻之品，即使在盛夏也不要过食寒凉之品，如苦瓜、柿子、绿豆、百合、芹菜、黄瓜、梨、藕、香蕉、柚子、西瓜、猕猴桃、荸荠、鳖、蟹、田螺、绿茶等。

温通阳气的中药：黄芪、冬虫夏草、杜仲、海马、肉桂、巴戟天等。成药可以服用金匮肾气丸。金匮肾气丸是温肾助阳药物，具有抗衰老、增强免疫力、改善脂肪和糖代谢，增强神经-体液调解，改善垂体-肾上腺皮质功能等作用。其中温通的主药附子、桂枝，各取少量，意在微补火气壮生亏虚的肾阳，引火归源。其中滋阴的主药熟地、山药、山茱萸、茯苓、丹皮、泽泻，意在阴中求阳。中医认为，阴阳不可分，可以相互促进，因此中医补阳常常佐以滋阴药物，以阴中求阳，使得"阳得阴助，而生化无穷"。

常见温阳的膳食有：

1.韭菜炒虾仁

【功效】壮肾阳，温中散寒，温通下乳。

【原料】韭菜段250克，鲜虾仁100克，姜末、胡椒粉、植物油、盐各适量。

【制法】锅内倒入植物油烧热，放入韭菜段翻炒片刻，将鲜虾仁放入锅内再翻炒片刻，放入姜末、胡椒粉、盐调味，炒匀即可。

2.桂圆蛋汤

【功效】温阳补气养血。

【原料】鲜龙眼肉50克（干龙眼肉25克），鸡蛋2个，干红枣15个，红糖适量。

【制法】红枣、龙眼肉洗净，加水适量煮至红枣熟烂，将鸡蛋打散冲入汤内稍煮，加红糖，当低甜品服用。

3.虫草全鸡

【功效】补肾助阳。

【原料】冬虫夏草10克，老母鸡1只，姜、葱、胡椒粉、食盐、黄酒适量。

【制法】将老母鸡去毛、内脏洗净，鸡头劈开后纳入虫草10枚扎紧，余下的虫草与葱、姜一同放入鸡腹中，放入罐内，再注入清汤，加盐、胡椒粉、黄酒，上笼蒸1.5小时，出笼后去姜、葱，加味精调味即可。

4.桂花莲子羹

【功效】温中散寒，暖胃止痛。适用于脾胃虚寒所致的胃痛隐隐，泛吐清水，饭后腹胀，喜暖喜按，神疲乏力，四肢不温等疾病。

【原料】桂花3克（糖腌），莲子50克，红糖1勺。

【制法】莲子洗净，去心，用清水泡透，放入锅中，大火煮沸后转小火煮至熟烂，放入糖桂花和红糖，煮沸即可。

（二）起居调养

阳虚体质的人多畏寒肢冷，喜暖怕凉，不宜在阴暗潮湿寒冷的环境下长期工作和生活，阴冷环境使身体热量散失过多，直接损耗阳气，还使血管收缩，影响血液循环。因此阳虚体质的人，住房应坐北向南，保证足够的光照。如住室内阴冷，会导致心、脑血管瘀阻，出现各种疾病。阳虚体质的人作息应有规律，适当进行体力劳动，以微微出汗，不致疲乏为度。很多素体阳虚的人喜欢夏秋不耐冬春，盛夏之时依旧长衣长裤，隆冬时节更觉寒冷，因此，阳虚体质夏季不宜在外露宿，不宜对电扇直吹，亦不宜在树荫下停留过久，根据气候注意保暖，一旦活动出汗，应当及时增减衣物，防止大汗，或汗出当风，避免进一步损伤阳气。有人提倡阳虚体质的人夏季进行20～30次日光浴，每次15～20分钟，获得的紫外线能储存体内使用一年，对于冬季防寒有积极作用。

（三）运动调养

"动能生阳"，所以阳虚体质的人，应加强体育锻炼。俗话说："足底暖，全身暖"，坚持快步走路，是改善阳虚体质最简便的办法。步行能刺激足底经络和穴位，可疏通经脉，调畅气血，改善血液循环，使全身温暖。另外适当进行太极拳、八段锦、五禽戏、广播操、球类活动等，重点加强腰腹部和脊柱，也可温阳助肾。天气晴暖之时，也可进行登山远足等户外活动。运动强度应以手脚温热、面色红润、微微汗出为度，如出现眩晕、肢体麻木、眼前发黑等不适症状应当立即停止运动，及补充水分和食物。平时在家中也可自行按摩气海、足三里、涌泉等穴，或经常灸足三里、关元等穴，适当洗桑拿、温泉浴，都有温阳驱寒的效果。

（四）精神调养

《黄帝内经》中讲："肝气虚则恐"，"心气虚则悲"。五脏功能状况影响情志，反过来，情志对身体健康也有影响。阳虚体质的人常情绪不佳，容易悲哀忧郁，性格多沉静、内向，正如《红楼梦》中的林黛玉一样。因此这种体质和精神状态的人，应于阳光明媚、气候温暖之时听一些激扬、高亢、豪迈的音乐，调畅情志，借势开胸抒怀，使阳气通达全身。平时多与人交谈，学会消除忧悲，防止惊恐，平衡喜怒，消除不良情绪的影响。

四、阴虚体质：养生宜静养安神

阴虚体质的表现及成因

阴虚指人体中精血或津液亏损，阴虚不能制火，人体一方面出现阴液的濡养、滋润、宁静的功能减退的现象；另一方面阴虚不能制约阳气的升动，阳气相对亢盛，从而形成虚而有热的阴虚内热、阴虚阳亢的状态。

阴虚的主要表现是五心烦热（双手心、双脚心、心口）、午后潮热、盗汗、颧红、消瘦、舌红少苔等。通俗一点讲，阴虚就是阳液少了，阳液少的表现就是干、热。干可见嘴唇干，皮肤干，大便干等等，热就是五心烦热、午后潮热，晚上睡觉热、出汗。阴虚体质的形体多干瘦，缺乏柔润感，现代女性对"以瘦为美"的审美观大加推崇，所以现在女性阴虚的不少，看到满大街干巴巴的美女，总有一种令人惋惜之感。

阴虚多由热病之后或杂病日久伤耗阴液，或因情绪波动过大、房事不节以及过服温燥之品等使阴液暗耗而成。还有一些人，晚上睡觉比较晚，也会使体内阴液过度耗损。还有膏粱厚味，煎炸、辛辣食品会助长内热，热灼阴津，久之，也会形成阴虚体质。《黄帝内经》认为人到40岁，体内的阴液就开始减少，比正常的时候要减少一半，这是人体衰老的自然进程。如果特别操劳，那么30多岁，也会出现阴虚的症状。当今社会，工作压力大、节奏快，体力脑力活动强度大，经常熬夜上夜班等，这种超强度的工作必然消耗掉更多的阳液，就是阴液精华虚少了，人也就出现了早衰的苗头。一些肝病患者，多以肝阴虚为主要表现，这种人一般都会出现早衰现象。

阴虚者，除了有干、热的感觉外，情绪常不平稳，容易发火，给人一种心浮气躁之感。如果热相明显，则小便黄、大便干，如果阴虚明显，则人容易头晕眼花、精神状态差。女性阴虚体质者，身体无以为养，常常月经不调、面无光泽，严重者黑色素沉着，黄褐斑、蝴蝶斑滋生，更年期提前到来。

心阴虚为主的人，还有失眠、多梦、心悸、健忘的兼证；胃阴虚为主的人，多见胃脘隐痛，饥不欲食，口燥咽干，大便干结，或脘痞不舒等；肺阴虚表现为干咳无痰或咳血；肝阴虚的人多见双目干涩，手指、指甲干涩不润，腿抽筋、血压升高等；肾阴虚多见头晕耳鸣、腰膝酸痛，男子精液稀少、女子月经量少、经闭等。

阴虚体质的调养

五脏之中，肝藏血，肾藏精，因此阴虚体质者养生关键在于补阴清热，滋养肝肾。

1.饮食调养

阴虚体质宜食：如含甘凉滋润、生津养阴的食品，含纤维素及维生素较高的食物，含优质蛋白质丰富的食品。如鸭肉、猪皮、鸡蛋、银耳、燕窝、牛奶、甲鱼、海参、牡蛎肉、鲛鱼、蚬肉、淡菜、蹄筋、豆腐浆、菠菜、青菜、黄芽菜、山药、蘑菇、金针菇、草菇、平菇、西米、糯米、黑木耳、番茄、枸杞头、绿豆芽、甘蔗、酸梅汤、葡萄、百合、水煮花生、雪梨、橘子、柑子、橙子、草莓、柚子、无花果、香蕉、西瓜、蜂蜜、蜂王浆、芝麻等都适宜食用。

阴虚体质忌食：辛辣刺激性食品、温热香燥食品及煎炸物品。如狗肉、羊肉、雀肉、海马、海龙、獐肉、锅巴、炒花生、炒黄豆、炒瓜子、爆米花、荔枝、龙眼肉、佛手柑、杨梅、大蒜、韭菜、芥菜、辣椒、薤白、胡椒、砂仁、荜茇、草豆蔻、花椒、肉桂、白豆蔻、大茴香、小茴香、丁香、薄荷、白酒、香烟、红参、肉苁蓉、锁阳等温补的食物都应少吃或不吃。

滋阴润燥的中药：玉竹、麦冬、石斛、百合、沙参、黄精、生熟地、何首乌、当归、枸杞子、菟丝子、女贞子、旱莲草、山萸肉。肺阴虚，干咳无痰者，可以服用百合固金汤；心阴虚心慌失眠者，可以服用天王补心丸；肾阴虚腰膝酸软者，可以服用六味地黄丸；肝阴虚双目干涩者可以服用杞菊地黄丸。另外，日常可用白木耳、莲子、百合、麦冬各6克，适量水和冰糖，用火煨1小时，每日早晚服一次，连服2～3周，具有养阴安神、聪耳明目、乌发养颜、延年益寿的效果。

滋阴药膳：

（1）生地黄粥：生地黄汁150毫升（或干地黄煎浓汁150毫升），大米100克。大米煮粥，粥熟加入地黄汁，搅匀食用。

（2）天门冬粥：天门冬60克，大米100克。天门冬煎浓汁去渣，加入大米煮粥，作早餐食用。

（3）百合粥：鲜百合50克，大米100克，冰糖适量，先将大米煮粥，将熟时放入百合，煮熟，冰糖调味后食用。如无鲜百合，可用干百合粉30克，与米同煮粥亦可。

（4）双耳汤：银耳10克，黑木耳10克，冰糖30克。将银耳、黑木耳用温水发泡，并摘除蒂柄，除去杂质，洗净，放入碗内，加水适量，放入冰糖。置蒸笼中，蒸1小时，待木耳熟透即成。

2.起居调养

阴虚体质的人虽形体瘦小，但内热较重，因为他们常常会感手足心潮热，口咽干燥。所以对于他们来说，夏热难以忍受，反倒是寒冷的冬季感觉很舒适。这种体质的人，如果有条件的话，在炎热的夏季应注意避暑。每逢夏季，可到海边、林区、山区去旅游休假。日常住房最好选择靠山而建、环境安静、坐北朝南的房子，这样的房子夏季比较阴凉，而且通风很好。

规律的生活对阴虚体质的调节也有很大的作用。中医认为"久视伤血"，平时养成良好的看书学习和工作习惯，不可用眼过度。晚上按时上床入睡，不通宵玩乐或工作，不过度消耗心血，节制房事，保精育阴，工作生活劳逸结合。

3.运动调养

阴虚体质的人，是由于体内津液精血等阴液不足造成的，所以运动的时候往往容易出现口渴干燥、面色潮红、小便少等症状。所以阴虚体质的人，只适合做中小强度、间断性的身体练习。比如散步、踢毽子、瑜伽、气功、冥想等等，都适合阴虚体质的人运动，尤其是瑜伽、气功、冥想等，还能使阴虚之人躁扰的心神安静下来。阴虚体质的人大部分消瘦，容易上火，皮肤干燥，所以，这种人可以经常去游泳，经常泡在水里能防止皮肤干燥，减少皮肤瘙痒。但是游泳池中的水含有消毒剂，对皮肤有损害，游泳之后，要注意彻底清洁。

4.精神调养

《黄帝内经》中讲长寿者都是"恬淡虚无"、"精神内守"

的人。阴虚体质的人性情较急躁，常常心烦易怒，这是阴虚火旺，火扰神明之故，所以这种人要加强自我涵养，做到遇事不慌、冷静沉着，使自己的精神和情绪不过度起伏变化。平日起居要有规律，日常生活中不比较、不计较，正确看待人生，消除过度追求物质生活的欲望，防止心神进一步受到躁扰。在工作中，不急于求进，做事有条不紊，不因为名利等身外之物而情绪不稳、脾气暴躁。对非原则性问题尽量不与人争执，多欣赏悠扬舒缓的音乐，而这样对于睡眠也十分有利。

五、湿热体质：养生应祛湿清热

湿热体质的表现及成因

湿热体质的人，在中医上指湿热在体内胶结，从而对人体的一些生理功能有所影响。湿有外湿和内湿的区分。外湿是由于气候潮湿或涉水淋雨或居室潮湿，使外来水湿入侵人体而引起；内湿是一种病理产物，常与脾虚有关。脾主运化水湿，若体虚消化不良或暴饮暴食，吃过多油腻、甜食，则脾就不能正常运化而使"水湿内停"，而脾虚的人也易招来外湿的入侵，外湿也常因阻脾胃使湿从内生，所以它们是互为因果的。所谓热，则是一种热象。湿热体质的人，热与湿在体内同时存在，像油和面互相糅合在一起一样，很多是因为夏秋季节天热湿重，湿与热合并入侵人体，或者气湿在人体久留不除而化热。

湿热体质的人形体偏胖或消瘦，但都有肢体沉重，这种沉重感并不因出汗而减轻，像走路抬不起脚。有的人脸上总是油光满面，不论怎么洗，总让人感觉脸很脏。有的人脸上或背部都长有痤疮粉刺，甚至后背、臀部下部也会经常起一些痈疖一类的皮肤感染性疾病。湿热内蕴，人总是感觉口干口苦，小便多发红发黄，并且短少，大便或者干燥或者黏滞难以排出。这种体质的人，口气很重，气味难闻，伸出舌头，你会看到他们的舌苔往往都是厚厚的一层，而且又黄又腻。这种体质的男性经常有阴囊潮湿，而女性常有带下增多、黄稠黏腻。

湿热体质形成的原因多样，主要有以下几个方面。

1.自然环境的影响

人类的生存环境随着经济的发展日趋恶化，温室效应、环境污染已经成为人类健康的大敌。温室效应使气候的变化以阳气旺盛为主要趋势，这是形成阳热体质的气候条件。

2.社会环境的影响

社会环境激烈的社会竞争，给许多人带来了前所未有的心理压力，升学、就业、医疗、养老等问题波及不同年龄段，使人们的情绪经常处于压抑、忧愁、思虑、焦虑的状态中，其中压抑、郁怒、忧愁、思虑最容易造成人体气机郁滞。气滞日久化火，引起津液代谢的不畅通，水停生痰湿，日久形成湿热体质。

3.生活方式的影响

中国人的体质更适合以素食为主的杂食饮食结构。但随着人们生活水平的提高，饮食习惯也有了很大的变化，人们过食肥甘厚腻（高热量、高蛋白、高脂肪），或者恣食辛热香浓。《黄帝内经》讲："肥者令人内热，甘者令人中满。"长期过食肥甘厚味、恣食辛辣香浓使人蕴热蒸痰，日久形成湿热体质。而这种体质也是现代社会中广为流行的高脂血症、高血压、高血糖等一系列代谢综合征产生发展的温床。

湿热体质的调养

湿热体质为火和湿结合，为患体内，所以调养应清化湿热，分消走泄。

（一）饮食调养

湿热体质宜食：清凉泻火、化湿利水的食品。比如薏米、带心莲子、赤小豆、蚕豆、绿豆、绿豆芽、鲫鱼、海带、紫菜、黄豆芽、绿豆芽、木瓜、田螺、牡蛎、海蜇、虾、冬瓜、丝瓜、苦瓜、黄瓜、绿叶蔬菜、荆芥、山药、莲藕，产自北方的时令水果、瘦猪肉等。

湿热体质忌食：辛辣油腻、温燥滋补、肥甘厚味的食物。辣椒、大蒜、荔枝、芒果等温热果蔬应当少吃。白酒、奶油、动物内脏、狗肉、鹿肉、牛肉、羊肉均应忌食。生姜、大茴香、桂皮等香料，具有祛寒、除湿、发汗等功效，每天做饭时适当放一点有温中祛湿的作用。

清热利湿的中药：藿香、车前草、淡竹叶、滑石、溪黄草、鸡骨草、木棉花等，这些都是偏寒凉的，不能久服。而用佩兰、艾叶、竹叶和荷叶泡茶喝，偏于温性的艾叶、佩兰，可以除湿，偏于凉性的竹叶、荷叶可以清热。常见的中成药有甘露消毒丹、双黄连口服液、清热祛湿冲剂、溪黄草冲剂等等。但因其偏性，这些都不能久服。只要小便不再黄短、舌苔不再黄腻，就可以停服。

湿热体质膳食：

1.绿豆藕

【功效】清热解毒，明目止渴。

【原料】粗壮肥藕1节，绿豆50克。

【制法】藕节去皮，冲洗干净。绿豆用清水浸泡后取出，装入藕孔内，放入锅中，加清水炖至熟透，调以食盐即可食用。

2.凉拌三皮

【功效】清热，利湿，减肥。

【原料】西瓜皮、黄瓜皮、冬瓜皮各200克，盐适量。

【制法】西瓜皮刮去外皮，冬瓜皮刮起绒毛外皮，均洗净，与黄瓜皮一起，在沸水锅焯一下，凉凉，切成条，盛入盘中，加少许盐拌匀即可。

3.黄瓜薏米粥

【功效】健脾清热利湿。

【原料】黄瓜1条，薏米50克，粳米100克。

【制法】先将薏米、粳米煮成粥，加入黄瓜片煮2～3分钟，可作早晚餐食用。

（二）起居调养

湿热体质的人以体内蕴热，容易上火为特征，起居上应注意养阴除湿，通泻蕴热之气。湿热体质应当规律作息，早睡早起，早晚睡前静心调神，尽量不熬夜，熬夜伤肝胆，会非常影响肝胆之气的升发，容易生湿热。居住室内清爽通风，尽量地避免在潮湿的环境中工作或居住，勤换衣被，勤洗澡，买房子的时候尽量不要买低层，不然房子如果阴暗潮湿的话会加重湿热体质的。

烟、酒、辛辣厚味食物容易加重体质湿热，努力戒除烟酒等不良嗜好，保持饮食清淡。冬季不能跟风大量进补，不要去吃火锅，不然越补体质偏性越明显。湿热体质往往比较耐受寒冷，衣着随气候变化加减，因为这种人的皮肤特别容易感染，所以最好穿天然纤维、棉麻丝绸的衣服。

改善湿热体质的最好方法就是刮痧和拔罐，湿热蕴结全身，会导致肌肉酸痛，尤其是颈肩部的肌肉特别酸疼。这时刮痧加走罐，有清热利湿的功效，人往往感觉浑身很舒畅而轻松，走路也会幽静很多，还能改善小便发黄，烦躁不安等症。

（三）运动调养

湿热体质的人体内有蕴热和水湿，适合做强度较大、运动量较大的体育项目，如对抗性较强的球类比赛、游泳、爬山、长跑、自行车、武术、拳击等，大运动量、高强度的训练可以消耗体内过多热量和脂肪，使湿热之邪泻出体外。运动时间宜在饭后一小时进行。这种人运动时往往会出大量的汗，因此应保证水分和电解质的补给。但是湿热体质的人又不适合在高温环境下运动，所以在运动时应当躲开暑热环境，金秋时节最佳。而现下流行的高温瑜珈就不适合这类体质。

（四）精神调养

湿热体质者往往有性情急躁，外向好动、活泼的性格特征，这都是体内内热所致。五志过极，皆可化火。如果放任这种情绪，热邪伤阴，会进一步加剧火邪过多的产生，形成恶性循环，加重湿热体质中热邪的偏颇。中国自古重视修身养性，道家和儒家的一些文化典籍包含丰富的文化内涵，应当注意汲取，以培养自身的文化底蕴。因此湿热体质的人，出现不良情绪时，应注意心理的自我调适，根据情况分别采用节制、疏泄、转移等不同的方法，使不良情绪得到缓解或释放，达到心理平衡、提升心理素质。

六、痰湿体质：养生忌肥甘厚味

痰湿体质的表现及成因

痰湿体质是现代社会比较常见的一种体质类型，当我们看到大腹便便的胖子时，就可以联想到这种体质。这种人性格偏温和、稳重，多善于忍耐。中医认为这种体质多见于肥胖人，或素瘦今肥的人。是脏腑、阴阳失调，气血津液运化失调，生成痰湿。该体质的人常表现有体形肥胖，腹部肥满松软，一般腰、腹和臀部都比较突出。容易出汗且黏腻，面部皮肤油脂较多，面色淡黄而暗，眼胞微浮，容易困倦，常有胸闷、痰多的症状。平素舌体胖大，舌苔白腻或甜，自觉身体沉重，走路无力。喜食肥甘甜黏，大便正常或不实，小便不多或微混浊。皮肤经常出现各种皮疹、瘙痒，甚至可见渗出物分泌。关节肌肉酸痛、关节行动不利。消化功能紊乱，常有腹部胀满，不思饮食，大便溏稀，四肢怕冷，身体沉重疲乏，恶心欲吐等症状。

痰湿体质跟先天禀赋有关，但更多的是跟后天发育有关，后天饮食失调，就是那些更重口福之欲的人，容易形成痰湿体质。痰湿体质多有外湿和内湿两种原因。由外界环境侵犯人体的称为"外湿"，很多人淋雨趟水后没有及时采取措施，行走在潮湿的空气中，穿衣盖被较少被寒冷潮湿侵袭，长期居住在潮湿的环境中，或者大量出汗后洗冷水浴等，导致湿气从皮肤而入，困阻体内。人体一旦被湿邪侵犯，早期主要的感觉是头重而闷，有被毛巾包裹住的感觉，全身肌肉酸痛沉重，胸闷不适，口黏腻或有甜味、舌苔变厚。"内湿"多因贪食生冷饮料及瓜果、辛辣荤腥食物、酗酒等，以及此人素有脾胃虚弱，水液代谢障碍，而在人体内部产生各种有害物质。脾胃功能正常情况下，脾胃的痰湿是应该排出体外的。暴饮暴食，饮食没有规律，或者是肥肝厚肉吃得过多，损害了脾胃的运化功能，导致了吃得过多，但是多余的东西又排不出去，这样就会形成内湿。

痰湿体质的人特别容易犯困，到哪儿都容易打瞌睡，而且喉头老是有痰。最明显的是，他在睡觉的时候，有时候甚至觉得喉头上有一块痰堵在那儿似的，而且口中总是发甜，并且容易出现痤疮、黄褐斑、皮肤油腻、毛孔粗大、体味较浓、脱发、眼袋等，因此爱美的女士要注意健脾利湿，防止体内湿盛，既影响健康，又影响美容。

痰湿体质的人体内有害物质较多，易患高血压、糖尿病、肥胖症、高脂血症、哮喘、痛风、冠心病、代谢综合征、脑血管疾病等疾病。现代医学研究发现，痰湿体质者总胆固醇（TC）、甘油三脂（TC）、极低密度脂蛋白（VLDL-C）、血糖及胰岛素水平显著高于非痰湿体质者。

痰湿体质的调养

痰湿体质的人养生以健脾利湿、祛痰化浊为主，日常尽量杜绝甜食和酒，不能暴饮暴食和进食速度过快，最好学会细嚼慢咽，多吃味淡、性温平的食物，少吃糖类。

（一）饮食调养

痰湿体质宜食：扁豆、红小豆、蚕豆、包菜、山药、薏米、冬瓜仁、芥菜、韭菜、大头菜、香椿、辣椒、大蒜、葱、生姜、木瓜、荸荠、紫菜、洋葱、枇杷、白果、牛肉、羊肉、狗肉、鸡肉、鲢鱼、鳟鱼、带鱼、泥鳅、黄鳝、河虾、海参、鲍鱼、杏子、荔枝、柠檬、樱桃、杨梅、石榴、槟榔、佛手、栗子等。

痰湿体质忌食：限制食盐的摄入，不宜多吃肥甘油腻、酸涩食品，如高脂肪、高蛋白食物。饴糖、石榴、大枣、柚子、枇杷、砂糖等少吃或不吃。此外，杏仁霜、莲藕粉、茯苓饼对该体质者是不错的食补选择。

健脾化浊的中药：茯苓、白果、半夏、薏苡仁、白术、黄芪、枳壳、藿香、佩兰、葛根、木香等。痰湿体质者多发咳嗽、哮喘、痰多、头晕、肠胃不适、呕吐等症状，因此痰湿体质者可通过温燥化痰药物进行调养。若因脾不健运，湿聚成痰者，当健脾化痰，方选平胃散；若因肺失宣降，津失输布，液聚生痰者，当宣肺化痰，方选二陈汤；若肾虚不能制水，水泛为痰者，当温阳化痰，可选金匮肾气丸。

痰湿体质膳食：

1.黄芪山药薏苡仁粥

【功效】益气养阴，健脾化痰。

【原料】黄芪、山药、麦冬、薏苡仁、竹茹各20克，冰糖适量，粳米50克。

【制法】先将山药切成小片，与黄芪、麦冬、白术一起泡透后，再加入所有材料，加水用打开后，再用小火煮。

2.莱菔子粥

【功效】止咳化痰。

【原料】莱菔子15克，大米50克，冰糖少许。

【制法】把大米淘净，煮粥，待粥将成前，放入莱菔子，煮至成粥，放入冰糖，搅匀即成。

3.橘皮粥

【功效】理气健脾。

【原料】橘皮15克，粳米100克。

【制法】粳米洗净，放入锅内，加清水适量，煮至粥将成时，加入橘皮，再煮10分钟即成。

4.山药冬瓜汤

【功效】健脾，益气，利湿。

【原料】山药50克，冬瓜150克。

【制法】将上二味放入锅中，慢火煲30分钟，调味后即可饮用。

5.赤豆鲤鱼汤

【功效】健脾，除湿，化痰。

【原料】活鲤鱼1尾（约800克）去鳞、鳃、内脏，赤小豆50克，陈皮10克，辣椒6克，草果6克。

【制法】将赤小豆、陈皮、辣椒、草果填入鱼腹，放入盆内，加适量料酒、生姜、葱段、胡椒，食盐少许，上笼蒸熟即成。本品对于痰湿导致疲乏、食欲不振、腹胀腹泻、胸闷眩晕效果很好。

（二）起居调养

（1）不宜在潮湿的环境里久留，所居居室应该朝阳，保证室内通风和采光，保持居室干燥。在阴雨季节要注意加强防雨措施，避免湿邪的侵袭。夏季痰湿体质之人多难耐炎热，出汗过多时应注意补充水分，切莫贪凉损伤脾胃。慎吹空调，以免汗出不彻，壅遏生热。

（2）嗜睡者应逐渐减少睡眠时间，多进行户外活动，享受日光浴，使得身体机能活跃起来，借助自然界之力宣通人体之阳气，以化利于体内痰湿的排出。

（3）洗澡应洗热水澡，程度以全身皮肤微微发红、通身汗出为宜。也可以适当做桑拿，在一定程度上有减肥和帮助排痰湿的作用。但做桑拿每次时间不宜过长，时间控制在40分钟以内，也不能过于频繁，一周1~2次即可。

（4）痰湿遇热则行，遇寒则凝，所以痰湿体质的人应注意保暖防寒。穿衣尽量保持宽松，面料以棉、麻、丝等透气散湿的天然纤维为主，这样有利于汗液蒸发，防止湿气停留体内。

（5）痰湿体质的人平时还应定期检查血糖、血脂、血压，防止心、脑血管疾病的发生。

（三）运动调养

痰湿之体质，多形体肥胖，肌肉松弛，身重易倦，可选的运动形式以力量性或耐力性的有氧运动锻炼为佳，散步、慢跑、球类、游泳、武术、八段锦、五禽戏以及各种舞蹈，均可选择。运动时间宜在下午2~4点阳气极盛之时最好。活动量应逐渐增强，让疏松的皮肉逐渐转变成坚实、致密的肌肉。

痰湿体质者应坚持长期运动，每次运动应做到全身汗出，面色发红，出汗后不宜马上洗澡，可先用干毛巾擦遍全身，保持身体干燥，等运动的潮红退了之后，再用热水洗澡冲凉。运动后马上洗澡，容易加重湿气。

（四）精神调摄

痰湿体质者性格外向，脾气温和，谦恭忍耐，精神情志一般不会过度，心理健康程度较高。但这种体质的人，长期压抑情感和情绪，会导致不同程度的气虚、阳虚。因此这种体质的人应适当参加社会活动，广交朋友，培养广泛的兴趣爱好，开阔眼界。平时要多听一些激情高亢的音乐，多看一些表现力量、对抗性强的体育比赛，多回忆自己辉煌的过去等，以助于阳气的升发。条件允许的情况下，合理安排旅游，在名山大川中陶冶情操，帮助全身气机通畅，使痰湿得以祛除。

七、瘀血体质：养生应血脉通畅

瘀血体质的表现及成因

瘀血体质主要证候是行血迟缓不畅，一般是因为情绪长期抑郁，或者久居寒冷地区，以及脏腑功能失调所造成，以身体较瘦的人为主。常见有头发易脱落，肤色暗沉，唇色暗紫，舌有紫色或瘀斑，眼眶暗黑等症状，脉象细涩。此类型的人，有些明明很年轻但却出现老人斑，有些常有身上某部分尖锐疼痛的困扰，女性生理期容易痛经，经血以血块为主，男性身上有瘀青或者身体不同部位莫名疼痛。

血行不畅，瘀积成块，不同的部位有不同表现，在面部瘀积，则面色晦滞，口唇色暗，眼眶暗黑，肌肤干裂而黑。有人还有易出血倾向，这就是很多瘀血体质的女性朋友反而月经增多的原因，很多人不能辨别，当成虚或热来治，都效果不佳。此时有经验的医生会看舌头，更厉害的把脉就能得知体内瘀血的状况。舌紫暗或有瘀点就是很好的辨别症状。血瘀体质的人，血液不像别的人一样流动滑利，这种脉象往往很涩滞，像是费了很大的劲才挤出一点点一样，用中医的话讲，就是像轻刀刮竹一样的感觉。大家可以想想，一种液体的运行感觉和金属与木头之间的摩擦相似，那么这种的液体的运行肯定不通畅，有阻滞，这就是瘀血。瘀血重的人，瘀血的疼痛不是隐隐作痛，也不是钝痛，而是一种刺痛，这种疼痛感位置几乎不变，而且一到晚上就加重，所以很多瘀血体质的人常常有失眠的毛病。

瘀血体质的人一般都比较黑瘦，严重的口唇都会出现青紫。瘀血阻滞脉络，血液常常不循正常渠道而走，因此瘀血的人也爱出血，常见到的就是吐血、便血等，这种便血，不是肉眼能看得见的血液，而是一种黑黝黝的大便，俗称柏油便，在实验室中观察，是有很多血细胞。瘀血体质的女人不仅月经有问题，时间一久，盆腔和卵巢可能会长东西，如比较典型的就是卵巢巧克力囊肿。所以女性瘀血体质要积极调养或治疗，否则可能对生育造成影响。

根据《黄帝内经》的理论，瘀血体质的形成一般和气郁、寒冷有关。气郁就是老生气，别人不气的他气，别人能让的他不能让。气是血液流通的元帅，元帅不行，血液肯定不同，如果女性的瘀血体质是因为生气造成的，那么除了盆腔的症状，她很可能还有乳腺的问题，男性则对于性生活有很大影响，容易不举或早泄。体内寒气较重，是很多偏性体质形成的主要原因。寒是凝固收涩的，这对于人体不断运动的内环境来说，是最强的敌人，寒的力量更胜过气郁，毕竟气的本性是通、散的，寒气能使机体生成各种疾病。因此，在日常生活中，不能过度执着，总是生气，更不能贪凉，要时刻注意抵御寒邪对人体的侵害。

瘀血体质的调养

（一）饮食调养

瘀血体质宜食：玉米、粳米（以此两者为主）、小麦、黄豆、黑豆、牛肉、猪肉、鸡肉、荠菜、香菜、胡萝卜、佛手、生姜、洋葱、大蒜、黑木耳、紫皮茄子、竹笋、魔芋、藕、山楂、桃子、桃仁、龙眼肉、栗子、橘子、红酒、糯米甜酒、芸薹菜及菇类、红糖等。但注意生藕、黑木耳、竹笋、紫皮茄子、芸薹菜、魔芋、小麦这些食物比较偏凉，适合瘀血体质夏季或瘀血间夹湿热、阴虚内热体质的人吃，体质偏寒的人少吃，或配合大蒜、生姜等温热类食物来吃。玫瑰花、茉莉花泡茶喝，有疏肝理气、活血化瘀之功。

瘀血体质忌食：瘀血体质的人不宜吃收涩、寒凉、冰冻的东西。如乌梅、苦瓜、柿子、李子、石榴等，高脂肪、高胆固醇的食物也不可多食，如蛋黄、虾子、猪头肉、奶酪等。

活血化瘀的中药：桃仁、红花、当归、田七、川芎、益母草等，都是常用的活血化瘀的中药，它们加减可以组成桃红四物汤、血府逐瘀汤、生化汤等活血化瘀的名方，桃红四物汤多用于女性瘀血导致的月经不调；血府逐瘀汤多用于胸部的瘀血阻滞；生化汤多用于产后瘀血不下，恶露淋漓不尽。另外，现代人也常用灵芝、三七、山楂同煮饮汁来治疗体内瘀血。

中药膳食：

1.人参三七鸡

【功效】补气活血。

【原料】人参5克，三七6克，生姜3片。

【制法】将人参、三七、鸡肉放炖盅，加入适量清水，隔水炖2小时，食盐调味。服食。每周2～3次。

2.丹参炖田鸡

【功效】活血化瘀，清热解毒

【原料】丹参15克，田鸡250克。

【制法】丹参洗净，稍浸泡；田鸡宰洗净，去皮、内脏。一起放进瓦煲内，加入清水1500毫升（约6碗量），武火煲沸后，改为文火煲约2小时，此汤可淡饮或甜食，调入适量的食盐或冰糖便可。

🌀 3.海带绿豆汤

【功效】活血化瘀，软坚消痰。

【原料】取海带15克，绿豆15克，甜杏仁9克，玫瑰花6克，红糖适量。

【制法】先将玫瑰花用布包好，与洗净的海带、绿豆、甜杏仁一同入锅，加水适量，煮汤至熟，去玫瑰花，加入红糖调味即成。每日食用1次，连续食用20～30天。

🌀 4.当归瘦肉盅

【功效】活血补血。

【原料】瘦肉100克，当归10克，味精、食盐适量。

【制法】将瘦肉洗净，切成小块；当归洗净、切片；将瘦肉与当归装入钵内，酌加清水、食盐，入笼屉中蒸1个半小时，加入味精，即可食用。每周2次。

🌀 5.桃仁粥

【功效】活血祛瘀止痛。

【原料】桃仁30克，粳米150克。

【制法】先把桃仁捣烂如泥，加水研汁，去渣，放入粳米煮为稀粥，即可服食。服2次，每周2～3次。

（二）起居调养

瘀血体质的人要避免寒冷刺激，尽量使人体气机通畅。春季要穿宽衣服，忌穿过紧的衣服、头发扎的很紧、终日呆坐。冬季多穿衣服保暖防寒，夏季少用空调，让自己多出汗，让气血运行更通畅。日常生活中应注意动静结合，不可贪图安逸，加重气血郁滞。瘀血体质的爱美女性出门宜擦防晒霜，有防止面部斑点加重的效果。避免熬夜，应在晚上11时前卧床休息。长期电脑工作的人，要有良好的坐姿和习惯，间隔一个小时，要到处走走，如果常常含胸驼背，或长时间坐在电脑前，这样对心肺功能在负面影响较大，更容易产生瘀血。另外可以经常做头部、面部、脚部保健按摩消散瘀血。

（三）运动调养

"流水不腐，户枢不蠹"是对瘀血体质的人最好的忠告。这些人必须让自己动起来，哪怕是多走几步，多爬几层楼，体质都会有明显改善。瘀血体质的经络气血运行不畅，通过运动使全身经络、气血通畅，五脏六腑调和。瘀血体质的人一般心血管功能较弱，不宜进行大强度、大负荷的体育锻炼，而应该采用中小负荷、多次数的锻炼。各种舞蹈、步行健身法、徒手健身操等，都是一些有益于促进气血运行的运动项目，坚持经常性锻炼，也能达到改善体质的目的。老年性瘀血体质的人，用步行健身法能够促进全身气血运行，振奋阳气。

另外注意，瘀血体质的人在运动中，有胸闷或绞痛，呼吸困难，特别疲劳，恶心、眩晕，头痛，四肢剧痛，足关节、膝关节、髋关节等疼痛，两腿无力，行走困难，脉搏显著加快这些感觉之一时，应当停止运动，到医院进一步做常规检查。

（四）情志调养

瘀血体质的人多有肝郁的情况。因此改善体质首先要从情绪上调理，要培养乐观、开朗、欢乐的情绪，不苛求他人，在非原则问题上，得理让人，让自己恬淡超然，因为精神愉快气血就和畅，反之，苦闷、忧郁则会加重血瘀倾向。有困难不能独自生闷气，应主动寻求他人和社会的帮助，多交朋友，大笑，大唱，使心肺畅达。知足常乐，树立正确的名利观，培养自己的兴趣爱好，在做喜欢的事情时气机会更通泰，气散则血行，血行则不瘀。

八、气郁体质：养生须疏肝理气

气郁体质的表现及成因

当人体的气不能正常运行外达而结聚于内时，便形成"气郁"。气郁体质的人性情急躁易怒，易于激动或者经常闷闷不乐，忧郁寡欢，胸闷不舒，无缘无故地叹气或流泪。但气郁于内的时候，这是机体的一种自我调节的反应，叹气可以让气行更顺畅一些。气机不通，心神不定，所以气郁的人经常心慌，容易失眠。

气郁体质的人的总体特征是以神情抑郁、忧虑脆弱为主要表现，并且对外界环境适应性差，季节变化或人事更替，都会引发其莫名的感伤，严重者，甚至可以致病。气郁体质的人易患脏躁、梅核气、郁证等疾病。病则胸胁胀痛或窜痛；或乳房小腹胀痛，月经不调，痛经；或咽中梗阻，如有异物；或颈项瘿瘤；或胃脘胀痛，泛吐酸水，呃逆嗳气；或腹痛肠鸣，大便泄利不爽；或气上冲逆，头痛眩晕，昏仆吐衄等。气郁体质是一个产生抑郁症的温床，特别是女性气郁体质者。但是气郁体质不等于抑郁症。也可以说抑郁症必然有气郁体质，而气郁体质不一定都患抑郁症，二者体病相关，但不等同。所以，判断一个气郁体质的人是否患有抑郁症要慎重，不能随便下结论，以免加重患者精神负担，从而使气郁更甚。

气郁体质的人大多比较文静、瘦弱，面色发黄，且没有光泽，干性皮肤多见，这是因为气机郁滞，不能推动气血津液布散以濡养全身，故多见干性皮肤，毛发干枯等症状。

气郁体质主要是由人后天的精神、情绪因素造成。现代社会中气郁体质的人不少，据专家称，100个人里面起码有七八个是气郁体质。气郁体质的形成与一个人的幼年生活、心理健康有着莫大的联系。幼年时经历过大的不良事件的人很有可能形成这种体质。一般来说，父母早亡，父母离异，长期寄人篱下，上学时候不被老师同学喜欢，自尊心、自信心受到挫伤的人，很容易在后天成为气郁质。现代社会中，因为工作压力大，身体或心理调适不佳，现代社会很多女性患有慢性疲劳综合征，她们经常感到疲劳，想要多休息；睡觉时间越来越短，醒来也不解乏；开始忘记熟人的名字；做事经常后悔、易怒、烦躁、悲观；经常头疼、耳鸣、目眩。调查显示，这类人多为气郁体质的人，气郁体质的人抗压能力差，所以压力对其产生的影响更大。

从中医上来讲，气郁的人最重要的就是养肝。在人体内，肝脏被称为"将军之官"，主谋略，在人体中起到疏泄、解毒的作用。在中医看来，肝脏藏血，人体的生发之机全部依赖肝脏的疏泄功能。气郁的人最容易的就是伤肝。

气郁体质的调养

气郁体质的人总的调养原则是疏肝理气，改变不良的世界观、人生观及其所产生的心理状态。

（一）饮食调养

气郁体质宜食：理气解郁、调理脾胃功能的食物，如大麦、小麦、荞麦、高粱、刀豆、蘑菇、豆豉、黄花菜、枸杞菜、西红柿、丝瓜、香椿、韭菜、马兰头、苦瓜、萝卜、洋葱、海带、柑橘、金橘、枇杷、樱桃、水蜜桃、松仁、山楂、菊花、玫瑰、葱、蒜。多吃海带、海藻、萝卜等具有行气、解郁、消食、醒神的食物。

气郁体质忌食：收敛酸涩之物，如乌梅、南瓜、泡菜、石榴、青梅、杨梅、草莓、杨桃、酸枣、李子、柠檬等，以免阻滞气机，气滞则血凝。亦不可多食冰冷食品，如雪糕、冰激凌、冰冻饮料等。

疏肝理气解郁的中药：佛手、香附、乌药、川楝子、小茴香、青皮、郁金疏肝，何首乌、白芍、当归、阿胶等养肝柔肝。气郁体质的人容易导致上火，但是清热不能太过，过凉的食品反而容易伤肝，关键是要舒展肝气，养足肝血，此时用养肝柔肝的白芍、生地、菊花、决明子等都可以。再有，行气的药大多是芳香的，不能久用，用时间长了，很容易动阴耗气，对人体的阴液和气都会产生副作用。因此在使用行气药的时候，加一些人参、白芍、菟丝子、山萸肉等来补气滋阴。

常用的疏肝理气解郁方剂有逍遥散、舒肝和胃丸、开胸顺气丸、柴胡疏肝散等。肝气郁结，应疏肝理气解郁，宜用柴胡疏肝饮；气滞痰郁，应化痰理气解郁，宜用半夏厚朴汤；气郁导致心神失养，应养心安神，宜用甘麦大枣汤；气郁日久，心肾阴虚，应滋养心肾，宜用补心丹合六味地黄丸；若气郁引起血瘀，应理气化瘀，使用血府逐瘀汤等药。

气郁体质膳食：

◎ 1.百合莲子佛手汤

【功效】理气健脾，安神养心。

【原料】干百合100克，干莲子75克，佛手瓜75克，冰糖75克。

【制法】将百合浸泡一夜后，冲洗干净。莲子浸泡4小时，冲洗干净，将新鲜佛手瓜清洗干净后，切块。将百合、莲子、佛手瓜置入清水锅内，武火煮沸后，加入冰糖，改用文火继续煮40分钟即可。

2.川芎糖茶饮

【功效】行气活血行郁。

【原料】川芎6克，绿茶6克，红糖适量。

【制法】将上述原料装入砂锅中，清水一碗半煎至一碗时，去渣饮用。

3.橘皮粥

【功效】理气运脾。

【原料】橘皮50克，研细末备用，粳米100克。

【制法】将粳米淘洗干净，放入锅内，加清水，煮至粥将成时，加入橘皮，再煮10分钟即成。气郁体质者感觉脘腹胀满，不思饮食时，服用此粥最佳。

4.玫瑰鸡肝汤

【功效】疏肝清热，健脾宁心。

【原料】银耳15克，菊花10克，玫瑰花10克，鸡肝100克洗净切薄片备用，调味品若干。

【制法】将银耳洗净，撕成小片，玫瑰花、菊花、茉莉花清水浸泡干净。将水烧沸，先入料酒、姜汁、食盐，随即下入银耳及鸡肝，烧沸，打去浮沫，待鸡肝熟，调味。再入菊花、茉莉花稍沸即可。气郁偏热的人宜食。

（二）起居调养

气郁体质者住处宜安静，不应再闹市或人流较多的地方居住。其室内温度宜适中，环境应保持整洁，装修风格素雅大气。如果有条件，室内的光线宜暗，避免强烈光线刺激。注意劳逸结合，作息规律。早睡早起，保证有充足的睡眠时间。

气郁体质的人生活比较有规律，不愿随便打破平稳的节奏；他们注意细节，能按部就班完成工作；他们缺乏开拓创新能力，不适宜从事要求大刀阔斧的职业。他们适合做办公室和后勤等突变性少的工作。典型的职业有高级管理者、秘书、参谋、会计、银行职员、法官、统计、研究人员、行政和档案管理，以及与图纸、工程等有关的工作。

气郁体质的人，平时可以按摩和温灸足三里、膻中、三阴交、气海、商丘、太白、内庭、期门、内关等穴位，对于行气、消胀都有不错的效果。另外，每晚在睡觉前或者坐在沙发上看电视的时候，两手搓热，按摩自己的两侧胁肋，搓到两侧发热，如果有灌满热水的感觉是最好的。

（三）运动调养

气郁体质的人，应该尽量增加户外活动，多参加体育锻炼及旅游活动。因为体育锻炼和旅游活动均能锻炼身体，运通气血。尤其是旅游，既欣赏自然美景，调剂了精神，又能呼吸新鲜空气，沐浴和煦阳光，增强体质。平时可坚持较大量的运动锻炼。大强度大负荷的练习是一种很好的发泄式锻炼，有鼓动气血，舒发肝气，促进食欲，改善睡眠的作用。如跑步、登山、游泳、击剑、打羽毛球、篮球、武术等，气郁体质的人应该有意识地学习某一项技术性体育项目，定时间进行练习，从提高技术水平上体会体育锻炼的乐趣，是适合这种体质的锻炼方法。

气郁体质的人常常也伴有一种焦虑状态，经常失眠，因此这种人也适合进行比较舒缓的运动，如下棋、打牌、气功、瑜伽、打坐放松训练等，这样进行促进人际交流，分散注意，调理气机。常常打太极拳、五禽戏，睡觉前摩面、叩齿、甩手等，能调息养神，有助于睡眠。

（四）精神调养

气郁体质者性格多内向，缺乏与外界的沟通，情志不达时精神便处于抑郁状态，而这种忧思郁怒、精神苦闷是导致气郁血结的原因所在。气郁体质者尤其要注意心理卫生和精神调养，《黄帝内经》认为"喜胜忧"，所以让自己打开心结，重新快乐起来是气郁体质精神调养的法宝。

多参加社会活动、集体文娱活动，多和周围的人进行交流和互动。在一些小问题上不坚持，能容纳别人的意见和观点。在名利上不计较得失，胸襟开阔，不患得患失，知足常乐。

经常看一些励志的电影、电视剧、喜剧，也能使心情阳光起来。勿看悲剧、情感剧以及一些带有哲学思维的影片；多读积极向上的、鼓励的、富有乐趣的、展现美好生活前景的书籍，这种书能让人心里充满温暖，从而性格也变得开朗、豁达起来；多听轻快、明朗、激越的音乐，不听或少听哀婉、悲伤的音乐或歌曲，以避免对情志的刺激。

九、特禀体质：养生要益气养血

特禀体质的表现及成因

中医讲的特禀体质，其实就是我们现代社会的过敏体质或者先天身体很差的人，这是一种和大部分人不同的体质。对别人无害的东西，对这些人来说可能就有致命的伤害。特禀体质一般都是先天的。特禀体质包括三种情况。

第一种是过敏体质，有过敏性鼻炎、哮喘、紫癜、湿疹、荨麻疹等过敏性疾病的人大多都属于这一类。这种体质的人，有时也会遗传。平时和正常人一样，有一定的过敏源就会发作。第二种是遗传体质，就是有家族遗传病史或者是先天性疾病的体质。这种体质的人，疾病一旦出现，则很难治愈，一般都会遗传给后代，比如血友病、舞蹈症等。第三种是胎受体质，就是母亲在妊娠期间所受的不良影响传到胎儿所造成的一种体质。胎儿在母体内会遗传到父母双方的一些特征，同时受到其他一些因素的影响，比如药物、污染的空气等。而这种体质，多以在胎中受外在因素影响有关。比如孕妇服用禁忌药物后导致胎儿畸形或某种功能缺失，还有受射线影响等对胎儿造成的影响等。这种体质一般不遗传。

而这里的特禀体质，我们主要指过敏体质而言，其调养养生，也主要过敏体质而言。这种体质的人，平时很容易出荨麻疹（老百姓说的风疙瘩）；没有感冒也会打喷嚏、流鼻涕，也发生鼻塞；很容易因为季节的变化或遇见特别的异味引起咳嗽；皮肤用钝物划过之后，红痕长久不退，有的人皮肤会出现紫色血痕；多对一些食物、药物、花粉或者某个季节过敏。一旦发生过敏现象，无论症状轻重，都要注意休息，积极查找引起过敏的原因，消除过敏刺激。如果由于药物引起，应立即停止使用；如果是食物过敏，应查清是何种食物导致过敏，并避免再次食用。

据欧美国家的门诊经验，在很多因痘疹而求诊的患者中，皮肤过敏是引发痘疹的重要原因。海鲜、蛋白质、辛辣食品、酒，花粉、尘螨、寒冷天气，接触化学物品、肥皂、洗涤剂等是皮肤过敏最常见的诱因。有些痘疹又多又痒，就算经过治疗也时好时坏。一般谈到痘疹的成因，通常不外乎是饮食、荷尔蒙不协调、压力或是遗传所造成，但从临床病例中发现，一些原因不明、难以根治的痘疹，都可能是因为没有同时治疗皮肤过敏所导致反复发作。

过敏反应有时还会损害到心脏，并且其过敏的轻重和心脏的损害程度成正比。在人们的认识中，很难把过敏和心脏联系起来，因此即使出现心脏"过敏"现象，也很容易被忽视。有心血管病的老年人，要尽量防止过敏的发生。如果因为使用某种食物而出现心慌、胸闷、气短，应积极就医，如果是过敏引起的心脏不适，经过抗过敏治疗后，心脏症状会随之消失。如果过敏是因为感染引起的，还要加用抗生素。

研究还表明，遗传性过敏反应常常不仅只在一个器官发生，而是多种组织器官同时或相继发病。因此，不同的年龄可以发生不同的过敏反应，有些孩子出生不久就表现出多种过敏性症状，如新生儿、婴儿期可以出现湿疹、过敏性眼结膜炎、哮喘性气管炎，或因牛奶过敏而出现反复腹泻等；三岁后又会发生过敏性咳嗽、过敏性哮喘、过敏性鼻炎；上学前后则又会出现过敏性紫癜。目前的研究发现，如果家族中的多位成员患有过敏性疾病，那么其后代成为过敏性患者的可能性就比正常人群大得多，当父母都有过敏体质时，其子女可以有70%的机率获得过敏体质；单纯母亲是过敏体质，其子女有50%的遗传机会；单纯父亲是过敏体质，其子女有30%的遗传机会。因此患有过敏性疾病的父母一定要及早治疗，千万不要遗传给下一代。

特禀体质的调养

特禀体质的人一般免疫力都很低下，从中医来看，多为气血不足之人，因此对于这种体质的人，其养生原则就要从益气养血、祛风固表上来考虑。

（一）饮食调养

特禀体质宜食：小白菜、番茄、柑橘、柠檬、卷心菜、花菜、香菇、茶树菇、平菇、金针菇、猴头菇、银耳、黑木耳、海带、紫菜、葡萄、蓝莓、小红莓、茶、芝麻、苹果、生姜、薏仁、红豆、扁豆、黑豆、小米、小麦、鲤鱼、芹菜、竹笋、丝瓜、蜂蜜等能提高体质或含抗氧化物丰富的食物。

特禀体质忌食：少食荞麦、蚕豆、牛肉、鹅肉、鲤鱼、虾、蟹、茄子、牛奶、黄豆、花生、蛋、香蕉、酪梨、奇异果、栗子、木瓜酒、辣椒、浓茶、咖啡等辛辣之品，腥膻发物及含致敏物质的食物。

益气养血固表的中药：黄芪、枸杞子、白术、大枣、当归、百合、杏仁、川贝、淮山药、龙眼肉（桂圆）等。玉屏风散是抗过敏常用的中成药物，有益气固表的功效。

除了内治法，中医根据天人相应的原理，在季节转换的节点——夏季三伏以及冬季三九，择时外治。即将渗透性强的特定药物贴敷孩子体表的特定穴位，辅以离子导入法，使药物沿"腧穴→经络→脏腑"途径渗透并放大药效。通过冬夏有序的治疗，顺势调整特禀体质者自身的阴阳，调整肺、脾、肾等脏腑功能，调节"神经—内分泌—免疫系统"轴，扶助正气、抗御病邪、抑制机体过敏状态。

特禀体质膳食：

☞ 1.固表粥

【功效】养血消风，扶正固表。

【原料】山药15克，黄芪20克，当归12克。

【制法】以上几味药放砂锅中加水煎开，再用小火慢煎成浓汁，倒掉浓汁后，再加水煎开后取汁，用汁煮粳米100克成粥，加冰糖趁热食用即可。

☞ 2.胡桃党参猪骨汤

【功效】益气补肾，健脾开胃。

【原料】猪骨200克，胡桃肉50克，党参20克，无花果15克。

【制法】将胡桃肉、党参、无花果洗净，猪骨洗净斩小块，一起入锅内，加水用武火煮开，改用文火煮50分钟，调味服食。每周1～2次。

☞ 3.黑木耳粥

【功效】益气强身，滋肾养胃。

【原料】黑木耳5克，粳米100克，红枣50克。

【制法】将黑木耳放入温水中泡发，摘去蒂，除去杂质，撕成数瓣后放入锅内；另将淘洗干净的粳米和红枣一并放入锅内，加水适量，用急火煮沸后，改用文火炖熬至黑木耳烂熟，并加入适量冰糖即可，分3餐服完。

4.人参红枣粥

【功效】益气养血，固表强体。

【原料】人参10克，红枣8枚，粳米100克。

【制作】人参切片，红枣去核，粳米淘净。一起入锅，加水适量煲粥，服食。

5.杜仲黄芪瘦肉汤

【功效】补气温阳。

【原料】杜仲、黄芪各30克，瘦肉适量。

【制法】杜仲、黄芪洗净；猪瘦肉洗净、切片。一起入锅加适量清水，共煲汤。吃肉，饮汤。每周2～3次。

6.马齿苋鲜藕粥

【功效】清热解毒。

【原料】马齿苋30克，鲜藕100克，切片备用，粳米100克。

【制法】锅中盛水，烧开，放入粳米，10分钟后放入藕片和马齿苋，分两次食用。

（二）起居调养

过敏体质者一旦发现异常症状应及早到医院进行过敏原测试。筛选出过敏物质，花粉、粉尘、螨虫、动物皮屑等吸入性过敏原或牛奶、鸡蛋、鱼虾、牛羊肉、蔬菜、水果、坚果等食物性过敏原以及青霉素、疫苗、蚊子、蜜蜂等昆虫叮咬液等注射性过敏原。同时应注意观察如果每次发作都与某一固定物质和环境有关，如冷空气、热空气，可能它就是过敏原。如果更换生活居住地发生过敏症状，可能地域环境是导致过敏的因素。睡觉时打喷嚏、流清涕，可能与床上用品甚至床的材料有关。

中医讲究"三分治疗七分养"，日常保健对改善体质很有帮助。生活有规律，睡眠要充。在症状缓解期，坚持适宜的体育锻炼。平时在家中可以洗冷水浴，用干毛巾擦身，可以提高免疫力。另外在人体背部的足太阳膀胱经上有许多腧穴，是体内五脏六腑的对应点，位于脊椎左右各旁开一寸半，经常按压这些穴道可以调节脏腑功能。加强按压肺俞、脾俞、肾俞，可以改善过敏体质。一般自行按摩以每个穴道按3～5分钟为宜，有酸胀感觉即可，按摩完后再喝杯温开水，做几次深呼吸。

（三）运动调养

特禀体质的人一般身体虚弱，身体抵抗力差，经常运动能增强人体免疫力，多出汗也有助于体内排毒。可以跑跑步，练习一下太极拳，调理一下身体，可以改善过敏程度。隔天慢跑一次，每次40分钟就行了。天气晴朗暖和的时候，可适当去户外快走，充分热身后也可在洁净的游泳池中游泳。在家中一般要在朝阳的房间进行室内锻炼。

科学研究表明，在一年之中，只有夏季和秋季的空气是最清洁的，冬季、春季的头一两个月空气污染最严重；而在一天之中，午时和下午的空气较为清洁，早上和晚上的空气污染较严重，晚上7点至清晨7点为污染的高峰时间。有雾的天气中也不适合运动，雾中含有很多对人的身体有害的物质，当人们在雾中运动时，有害物质大量吸入体内，就有可能导致咽炎、喉炎、眼结合膜炎并且可诱发其他疾病。所以运动的最佳时间在上午和下午，具体情况因人而异。对于特禀体质者而言，在花粉季节，出门时要戴上口罩。如要出门踏青或在户外运动，不要选择风大的天气，最好选择花粉指数最低的时候出门。

（四）精神调养

特禀性体质的人，体质差，容易患病，且影响工作和学习，长此以往，容易使人产生各种不良情绪。因此这种体质的人应注意自身的心理卫生，多和家人朋友交流，多参加一些积极向上的活动，看一些催人上进的电影和文学作品。如果是小孩，家长平时要与孩子多沟通，经常进行亲子活动，使其心情开朗，避免情绪激动。积极配合，坚持治疗。

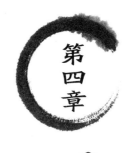

第四章

《黄帝内经》经络养生秘笈：
人体健康的大药

夫十二经脉者，人之所以生，病之所以成，人之所以治，病之所以起。

——《灵枢·经别》

十二经脉在人体的生长发育、疾病的发生与治疗以及疾病的缓解、恢复健康方面都扮演着至关重要的角色。

经络联系五脏六腑，是五脏六腑交换信息的主要通道，穴位则是通道上的重要驿点，以其位置、精气储蓄及所过经脉不同而各司其职。经脉是精气物质运行的通道，同时也是邪气由内而外或由外而内的通道，所以人体健康状况可以通过经脉表现出来，而人体受邪、功能失调的状况也可以通过经络的调节来达到平衡。经络养生，方式多样，且多简、便、廉、验，是最适合日常家居的保健养生方法之一。

一、疏经通络不生病

什么是中医十二经脉

经络穴位是古人在长期的劳动生活中发现的，其范围远远大于神经的范畴。在中医中经脉是人体的一个重要构成系统，但是现代医学经过解剖，没有发现经络的存在，仅仅承认经络穴位是一些神经感应点组成的。

虽然古代科技不发达，但是古人很早就认识到"不通则痛"是出现疾病的主要原因，所以最开始古人常是哪里疼痛按摩哪里，久而久之，他们发现了一些地方按压之后，对某些疾病有特别的作用，很多点连起来，就成了线，这就是萌芽状态中的经络系统。

十二经脉是人体的主要经脉，贯穿于人体全身，包括手、足经脉各六条。手上的经脉，循行于手臂外侧的是手太阳小肠经、手阳明大肠经、手少阳三焦经；循行于手臂内侧的是手太阴肺经、手厥阴心包经以及手少阴心经。腿上的经脉，循行于腿外侧的是足太阳膀胱经、足阳明胃经以及足少阳胆经；循行于腿内侧的是足太阴脾经、足厥阴肝经以及足少阴肾经。

十二经脉分属不同的脏腑，它们的存在，使脏腑之间彼此相连，互相影响。十二经脉及其支络首尾相贯，遍布全身，形成一个纵横交错的联络网，通过有规律的循行和复杂的联络交会，把人体五脏六腑、肢体官窍及皮肉筋骨等组织紧密地联结成统一的有机整体，从而保证了人体生命活动的正常进行。就如城市的主要干线一样，承担着连接城市各个重要街区、输送生产物资的任务，并且这些主干还有支线，使城市中的各种交流能够顺利完成。所以说，没有经脉的存在，人的脏腑就无法协调运作，人的各种生理功能也无法顺利实现。

但同时经脉之间因为相通，所以一个经脉有病邪时，也会传到另一个经脉，使另一经脉所属脏腑同样受邪。比如手少阴心经和手太阳小肠经，分别位于手臂内外侧的最下端，它们就是一对互为表里的经脉，当心火旺盛之时，可以通过经脉之间的连接传到小肠，使小肠分清泌浊的功能失调，出现小便减少或小便色黄等症状。

在中医中，经脉和脏腑处于同样重要的位置，而且因为经脉穴位在体表简单可寻，调节手法多样，针灸、火罐、药熨等都可进行，而且后两种方法简单方便，不限制地点，即使不是针灸医生，亦可施行。所以防病治病时，通过经络调节气血阴阳是吃药之外的另一种重要手段。

十二经脉重要保健穴位

1.手太阴肺经

尺泽穴：肘横纹外侧凹陷处。治疗咳嗽、气喘、咽喉肿痛、肘臂处痉挛疼痛、急性吐泻、中暑、小儿惊风。

太渊穴：腕横纹外侧，即医生把脉处靠外的凹陷中，为血脉的精气交汇的腧穴。可治疗感冒、咳嗽、气喘，或者无脉症等。

孔最穴：在尺泽和太渊连线的中点偏上约一横指（指患者本人）处。治疗咳血、鼻出血、急性咽喉痛等。

鱼际穴：位于拇指掌骨的中点上。治疗咽喉肿痛、咳嗽、咯血、小儿疳积。

少商穴：手心向上平举时，大拇指甲外侧下角旁，可用于放血治疗咽喉肿痛，用三棱针轻轻点刺挤出一滴血来，会缓解咽喉症状。

2.手阳明大肠经

商阳穴：手心向上平举时，位于食指外侧下指甲角。可以治疗齿痛、咽喉肿痛、热性昏迷。

合谷穴：以一手的拇指指骨关节横纹，放在另一手拇、食指间的指蹼缘上，拇指尖下的位置就是合谷。可以治疗头痛、目赤肿痛、流鼻血、口眼歪斜、耳聋等面部的病证；也可治疗闭经、滞产等妇产方面的病证。

曲池穴：手心向上曲肘时，肘横纹的外侧端点处。治疗手臂疼痛、上肢活动不佳的病证；高血压和癫狂等病证；腹痛、吐泻等肠胃病证；咽喉肿痛、齿痛等病证；各种皮肤病证，经常长痘的人可以常按这个穴。

迎香穴：鼻翼两旁，鼻唇沟中。可以治疗鼻塞、流鼻血等病证；刺鼻翼部还有治疗胆道蛔虫症的功效。

3.足阳明胃经

四白穴：双眼正视时，瞳孔直下，下眼眶的骨头凹陷处。经常按摩这里可以使眼睛明亮，消除黑眼圈和眼袋。

地仓穴：双眼正视时，瞳孔直下和嘴角线相交的两点。常用于三叉神经痛和口角歪斜的治疗，在美容方面，常按可以减缓法令纹的产生。

天枢穴：肚脐两旁旁开约2横指处。常用来治疗便秘、腹泻、痢疾等肠胃系统疾病，大肠功能不好的人可以常按此穴位，对大肠有双向调节的作用。

梁丘穴：膝盖外上缘上约两横指处，点按可治急性胃痛以及乳房疼痛。

足三里：膝盖外下缘往下约四横指处，是人体常用的一个强壮穴。中医常说"肚腹三里留"，气血不足、胃肠虚弱造成的病痛，都可以按摩这个穴位，平时常按可以增强人体免疫力。

丰隆穴：外踝尖和膝盖外下缘连线的中点处，小腿前突出的胫骨旁开两横指。丰隆穴去痰湿，痰湿体质的超重女士可以按摩这个穴位减肥。

4.足太阴脾经

隐白穴：双脚站立，大脚趾内侧趾甲旁就是该穴。可以治疗脾气虚所造成的月经过多、便血、尿血等。

太白穴：沿大脚趾内侧往脚掌方向推，出现的第一个凹陷处。这个穴位是脾经经气最充足的地方，可以补脾养肺，干咳无力的人可以常按。

三阴交：内踝尖上约4横指处，在小腿骨即胫骨的后缘。三阴交是三条阴经的交接处，常按可以调节脾、肝、肾，对生殖及泌尿系统疾病以及阴虚诸证都有很好的疗效。但注意孕妇不可按压或针灸。

血海穴：一个屈膝，另一人左手掌心按于此人右膝髌骨上缘，二至五指向上伸直，拇指约呈45°斜置，拇指尖下就是血海。左膝处血海取穴同理。常配合曲池来治疗各种皮肤病。

5.手少阴心经

极泉穴：腋窝正中，腋动脉搏动处。可以调节心率，心慌心悸时也可按压此处。按压时避开腋动脉。

神门穴：双手平举，位于腕横纹内侧凹陷处。按压神门穴可以安神定志，改善脑功能和睡眠，老年人常按可以防止老年痴呆的发生。

少冲穴：手心向上平举，小指外侧指甲旁。常用三棱针点刺，放一滴血来治疗中风、休克、癫狂等病证。

6.手太阳小肠经

后溪穴：手掌向上握拳，小指指掌关节处。这个穴位和背后的督脉相通，所以可以治疗腰背疼痛、落枕等。对于不能进行背部治疗的情况，这个穴位是首选。

养老穴：手背向上在胸前平放，在手腕连接处的手臂两个骨头之间。养老穴，顾名思义，就是可以防治老年性疾病的穴位，老年人常按，可防治老眼昏花、耳聋、半身不遂等。

支正穴：手背面小指端，腕横纹和肘横纹连线中点向下约一横指处。常用类治疗人体的赘生物，如疣目、扁平疣、脂肪瘤等。

7.足太阳膀胱经

睛明穴：内眼角和眉头之间的凹陷处。治疗各种眼睛疾病，同时也有治疗急性腰扭伤的功效。不可艾灸，按压的时候注意不要按到眼球上。

风门穴：人低头时，颈后突出的第一个椎突为第七颈椎棘突，往下数第二个突出为第二胸椎棘突，风门穴就在这个椎突下，旁开约1.5寸处。风门是风气进入人体的门户，所以凡是和风有关的病痛都可以选择这个穴位进行针灸、拔罐。比如感冒、风湿疼痛等。

肺俞穴：位于第三胸椎突之下旁开约1.5寸，凡是咳嗽、流涕、气喘、咯血等肺部疾病都可以选这个穴位。可点按、针灸，也可拔罐、刮痧。

厥阴俞、心俞穴：分别位于第四和第五胸椎棘突下旁开1.5寸，凡是和心脏以及神志有关的疾病都可以选择这个穴位。如心慌心悸、心绞痛以及失眠、癫痫等。可点按、针灸，也可拔罐、刮痧。

膈俞穴：位于第七胸椎棘突下，旁开约1.5寸处。是人身血液的精气汇聚的地方。主管和膈肌及血液有关的病痛。比如呃逆、呕吐、吐血以及贫血、各种皮肤病证等等。可点按、针灸，也可拔罐、刮痧。

肾俞穴：两手手掌向内、手指向后沿盆骨上缘叉腰，双中指所平的棘突约为腰椎第四棘突，往上数两个棘突，即第二腰椎棘突下，旁开约1.5寸，就是肾俞所在的位置。治疗腰痛、生殖和泌尿系统疾病以及耳聋等的要穴。可点按、针灸，也可拔罐、刮痧。

委中穴：腿后腘窝的正中凹陷处。中医讲"腰背委中求"。凡是腰背及腿部的疾患，以及一些皮肤病，都可以选择这个穴位。可点按、针灸，也可拔罐、刮痧、放血。

至阴穴：小脚趾外侧下指甲角旁。此处穴位孕妇禁止按压或者针刺。胎位不正者艾灸可纠正胎位。

8.足少阴肾经

涌泉穴：足底部，卷曲脚时，足底前部凹陷处。按摩涌泉穴可引阳气下行。阳气上亢导致的高血压以及失眠，都可以按摩涌泉穴治疗，也可以用3克肉桂粉或吴茱萸粉敷贴涌泉穴治疗。体质虚寒的人可以艾灸此穴。

太溪穴：脚内踝后侧凹陷处，是肾经的原穴，肾虚导致的各种疾病，都可以按压此穴保健治疗。

复溜穴：曲腿，循太溪穴直上，内踝尖和腘横纹连线约六分之一处。治疗下肢水肿或瘀血，如静脉曲张等。

俞府穴：在锁骨下缘，胸骨中线旁开约二横指处。按摩此穴，可以缓解肾虚、肾不纳气导致的气喘、咳嗽等。而与太溪、复溜配合按摩，可以梳理人体气血运行，具有积极的保健意义。

9.手厥阴心包经

天泉穴：腋前纹头直下约两横指处。按压此处可以治疗胸痛、心悸、莫名恐慌等症状。

郄门穴：腕横纹到肘横纹中点连线的一半往下约一横指处。是突发性心绞痛的急救穴位，可以调节心脏的血液供应。因为此穴位所处位置较深，所以按压该穴位时当用力。

内关穴：当腕横纹和肘横纹中点连线前三分之一再往下约一横指处。内关穴是内脏的关要之处，所以心痛、胃痛等内脏相关疾病都可以取该穴按摩。

劳宫穴：屈指握拳时，中指指尖所点处取穴。有清心火、安心神的作用，可以用于心火旺盛导致的失眠。

中冲穴：手中指末节尖端中央。中暑、昏迷时针刺放血有醒神作用，也可以用手指按压中冲穴用于心绞痛的急救。另外，中冲穴也是治疗麦粒肿的经验穴。

10.手少阳三焦经

中渚穴：在手背部，当第四掌指关节的后方，第四、第五掌骨间凹陷处。可以治疗头晕目眩、耳聋以及眼睛的疾患。

阳池穴：腕背关节横纹的中点处。阳池顾名思义就是阳气的聚集处，按摩此穴能激发人体阳气，对身体四肢的虚寒畏冷有缓解作用，严重者可艾灸。

支沟穴：阳池穴和肘尖连线上前四分之一处。可以治疗肋间神经痛、气机不舒畅等症状。同时支沟穴还是通便的经验穴。

翳风穴：在耳垂后边的凹陷处。可以用于治疗急性耳聋、耳鸣、面瘫、牙痛等。

丝竹空：在眉尾凹陷处。经常轻轻揉按，对眼袋、黑眼圈、黄褐斑以及鱼尾纹都有减缓作用。

11.足少阳胆经

瞳子髎：在外眼角凹陷处。按压此处可以治疗眼压过高、眼睛胀痛等。双手搓热后熨压此处，可以延缓鱼尾纹的产生。

率谷穴：耳尖直上约2厘米，略微凹陷的地方。按压此穴可治偏头痛。

风池穴：在后发际两侧凹陷处。对感受风寒引起的头痛、发热、鼻塞、流清涕、头痛等都有很好的治疗作用。按摩时闭上眼睛，意念集中，效果较佳。

带脉穴：在侧腹部，位于第11肋骨游离端下方垂线与脐水平线的交点上。这个穴位对腰腹部赘肉较多的肥胖以及腰腹部冰冷导致的妇科疾病都有很好的治疗作用。

风市穴：位于垂手直立时，中指的指尖处。敲打按摩这个穴位对过敏性斑疹、风团、疔疮及其他皮肤瘙痒有较好的缓解作用。

12.足厥阴肝经

太冲穴：沿大脚趾和二脚趾指缝往上推，到两骨相交之处就是太冲。人暴怒时按压这个穴位，可以起到疏调气机、缓和情绪的作用。

蠡沟穴：内踝与腘横纹连线的中点往下约两横指处。对阴部瘙痒、睾丸肿痛有很好的缓解治疗作用。

　　章门穴：垂肩屈肘，肘尖到达躯干侧面的位置即是章门穴。是内脏之精气汇集的地方，同时又是脾之精气在胸腹部最旺盛之处。按摩或艾灸章门穴，可以协调五脏的气机，同时有疏肝健脾的功效。

二、艾灸行气促循环

什么是艾灸治疗

艾灸的治疗养生作用古来有之，中国几千年来用艾条治疗了无数的疾患，因此，艾叶这种毫不起眼的植物，在中国几千年的医学文明中扮演着重要的角色。

艾叶性温，用于口服能宣理气血、温中逐冷、除湿开郁、生肌安胎、祛蛔安中等，而艾条点燃外用熏烤穴位经络，则能通十二经气血，驱风散寒、舒筋活络，同时还能强壮元阳，使脱垂的阳气回复。《黄帝内经》说针不能到达或者调理的地方，就可使用艾灸，艾的功力和能量可见一斑。艾点燃后生成的能量能直达人体内部深处，同时还能扫荡道路中的病邪，肃清人体通道。

古代中医大家常讲，有一些药材是中药中的大将，其"上天入地"、"开疆辟土"、"翻云覆雨"之能无药能及。反观艾叶，虽无这些"大将"之药的霸气，但也有披荆斩棘、开山拓路之勇，而且相对于"大将"之药而言，艾叶杀伐之气淡薄，易于为人所用而不伤及其主，是很多医家得心应手的看家之器，《神农本草经》也将其列为药材中无毒补益之上品。

现代医学研究证明，艾灸人体能加强脏腑功能，促进新陈代谢，增强人体免疫力，对血压、呼吸、脉搏、心率、神经、血糖、血钙及其他内分泌功能等均有不同程度的双向调节作用。而长期使用保健灸法的人，多神清气爽、精力充沛，血红蛋白、红细胞增加，胆固醇、甘油三酯降低，血沉沉降速率减慢，凝血时间缩短。

古人用艾叶进行熏灸时，常常选用陈年的艾叶打碎，然后制成大小不等的圆锥体艾柱或者卷成艾卷使用。现代社会在药店中就可以买到制好的艾条，点燃后在穴位部就可以直接熏灸。而古代人常说的"一壮"或"一大壮"，常指用艾柱而言，在一个灸疗穴位上燃烧一个艾柱叫做一壮。艾柱的大小常分为三种规格，小柱如麦粒大，可直接放于穴位上燃烧，中柱如半截枣核大，大柱如半截橄榄大，常用于间接灸。现在一般多用中型艾柱，柱高1厘米，柱底直径约0.8厘米，柱重约0.1克，可燃烧3~5分钟。制作艾柱时，取纯净陈久的艾绒置于平板上，用拇、食、中三指边捏边旋转，把艾绒捏成上尖下平的圆锥形小体，这样不但放置方便平稳，而且燃烧时火力由弱到强，患者易于耐受。

常见艾灸治疗方法

1.悬灸
悬艾多用艾条进行，施灸者手持艾条或悬于穴位之上，也可以用艾灸桶把艾条固定于穴位之上，以灸至皮肤温热红晕，而又不致烧伤皮肤为度。

2.直接灸
直接灸又分为化脓灸和非化脓灸。

化脓灸：又称瘢痕灸。将黄豆大或枣核大的艾柱直接放在穴位上施灸，局部组织经烫伤后，产生无菌性化脓现象，经30～40天，化脓灸疮结痂脱落，局部留有疤痕。能改善体质，增强机体的抵抗力，从而起到治疗和保健作用。在灸疮化脓时，应注意局部清洁，避免感染和并发其他炎症。同时，可多食一些营养较丰富的食物，促使灸疮的正常透发，如偶尔发现有灸疮久不愈合者，可采用外科方法予以处理。

非化脓灸：又称无瘢痕灸。是将小艾柱放在穴位上，并将之点燃，当患者感到灼痛、艾火还没有烧到皮肤之时，即用镊子将艾柱夹去或压灭，更换艾柱再灸，连续灸3～7壮，以局部皮肤出现轻度红晕为度。

3.间接灸

间接灸又称间隔灸或隔物灸，指在艾柱和皮肤之间衬垫隔物施灸的方法。常用的隔垫物是0.5厘米左右厚薄的生姜、大蒜、盐等，生姜和大蒜片上应扎若干小口，便于艾柱活力的透散。间接灸火力温和，艾和垫隔药物对穴位都有刺激作用，因此对艾灸的效果也会加倍。

艾灸的注意事项和禁忌

俗话说"家有三年艾，郎中不用来"，艾灸经络穴位，有病时可以疗疾，无病时可以强身，很多常见疾病通过艾灸都可以得到有效的缓解和治疗。中年人和老年人，常用艾灸，又可以防病健身，延缓衰老。

以下是一些注意事项和禁忌，在进行艾灸时应注意：

（1）温灸顺序，先左后右，先后再前。

（2）温灸后喝一杯温开水（绝对不可喝冷水或冰水），有助于排出体内毒素。

（3）温灸后半小时内不要用冷水洗手或洗澡。

（4）酒醉、大怒、大惊、大恐、过劳、过饱、过饥、饭后一小时内禁灸。

（5）孕妇和月经期妇女慎灸。

（6）脉搏每分钟超过90次以上者禁灸。

（7）皮肤感染部位禁灸。

三、刮痧治病有奇效

什么是刮痧疗法

砭石是我国古代常用的一种治疗工具，多用石头制成，打磨成各种形状，比较尖锐的部分用来切割痈肿排脓，比较圆润的部分可以用来按摩或热熨穴位，而那些既不厚也不锋利的部分就用来刮痧。河南新郑县韩城遗址曾出土过一枚砭石，一端卵圆，可用于按摩，另一端呈三棱形，可用以放血，似乎是两种功用针具的结合体。四川也曾出土过古代随葬的砭石，其后端呈手柄状，便于手持，前端尖锐，头部圆滑，可以对人体皮肌和穴位进行刮、按、点等治疗。

刮痧疗法最早在《黄帝内经》中就有记载，一般常用于突然间为疫疠所中造成的感冒发热、腹泻等病症，刮痧可以使邪气随着痧气一起从人体中排除，从而达到祛邪扶正、恢复健康的目的。刮痧刚开始使用的工具是砭石，随着经济水平的提高和社会的不断发展，刮痧的工具逐渐演变成了犀牛角和玉石做的工具，用这两者做的刮痧板光滑细致，不易伤害肌肤，同时因为这两种东西本身就有清热解毒的功效，用其进行刮痧，效果倍增。

用器物进行刮痧，只是出痧手段的一种，其实在古代民间，刮痧治疗运用广泛，根据不同具体情况，刮痧的形式也不尽相同。民间除了用器物比如竹板、铜钱等来刮痧，还会使用吮痧、揪痧和刺络法等。吮痧就是用嘴吸出痧子，常用于婴幼疾病的治疗，医生可以根据孩子病情的不同，指导孩子母亲在幼儿身体的相应穴位上进行吸吮、嗫出紫红痧，患儿病情就可得到减轻。人的嘴唇很柔软，吮痧会尽可能把对孩子的伤害降到最低，同时因为是母亲对孩子进行吮痧，孩子以为与平常的嬉戏、亲吻无异，所以也不会产生恐惧、不配合心理。这种出痧法简单方便，不会对孩子造成伤害，体现了中国医学中极强的人文关怀。

揪痧也是老百姓常用的一种出痧方法。通常是弯曲右手的食指和中指，用第二指关节揪起穴位部的肌肤，如果患者体内确实有邪气，而且正气尚旺，正气就会推动邪气外出，形成体表的痧。很多人误以为揪痧就是要揪到疼痛才能出痧，其实揪痧只是轻轻而为，像挠痒痒一样，患者只有很舒服的感觉。使用了很大力揪痧，不仅使患者痛苦不堪，而且可以加重患者气血的损害，有时反而会诱使邪气深入。对一些本身邪气较少的患者，更是没有必要用很大的力气，这样揪出的是一些红色的痧，不是紫黑色，其实就是肌肤的无谓损伤。

刮痧适用于邪在体表肌肤的情况，正如大家所熟知的《扁鹊见蔡桓公》中描述的一样，疾病在腠理和肌肤中，通过外部的烫熨和石针就可以治疗。这两种治法就是古代刮痧治疗的具体体现，可以用砭石，也可以用炒热的药物包裹后熨烫，或者用较锐利的砭石刺络放血，疏导局部的气血使之畅通，而邪气也随所放之血而去。中医认为邪在体表肌肤的疾病，就相当于我们现在的皮肤、肌肉和关节的疾病，比如颈椎病、肩周炎、肌肉酸痛、皮肤黄黑斑等。而进入经络的疾病则当用针灸补泻经络之气，进入脏腑的疾病用药物治疗功效才能彰显。

现代社会生活节奏较快，无论什么病大家都喜欢吃药来解决，这种简化的治疗思路与辨病、辨证施治的理念不符。药物进入人体，往往先入于脏器，然后通过经络到达筋肉，最后到达肌肤，这个时候药力已几如强弩之末，对于邪气的驱逐和抵抗就不如作用于肌表的刮痧疗法来得直接和有效。但同样，刮痧因其不能太过深入，只宜在体表进行，所以对于脏腑和经络的疾病，也是鞭长莫及、不宜施治。所以中医的不同治法都有其不同的适应证，辨清病位深浅，选择不同的治疗方法，则事半而功倍，效果立竿见影。

刮痧对人体产生的作用

刮痧的施行是在十二经脉及奇经八脉理论基础上施行的，可用于亚健康状态的调整以及疾病的预防，达到美容健体、延年益寿的效果，同时也可以通过刺激局部皮肤，影响经络气血阴阳状态，从而起到清热解表、解毒祛邪、行气止痛、健脾和胃的治疗功效。

1.保健养颜作用

肌肤是人体最外的一层屏障，通过毛孔和体内相通。毛孔排出体内的代谢废物，同时也接受外界的空气、水分，外界环境通过皮肤对人体产生影响。风、寒、暑、湿、燥、火六大外邪侵袭人体，首先进犯的就是人体肌表，如果人体的卫外之气不足，则邪气就会深入经络、脏腑。所以在邪气进犯之前，我们就应该加强城防，提高卫疆将士的作战能力，这样敌人自然不能轻易攻入。刮痧疗法的预防保健作用就是通过作用于特定的经络和穴位，比如膀胱经和督脉等，以及足三里、关元等穴，提高人体正气，使人体的卫外功能处于强盛状态，这样即使不慎感受外邪，也会很快御邪于外，保持人体的健康状态，而人体常处于健康状态，自然也就会鹤发童颜、延年益寿。

除了预防疾病的保健作用，刮痧还有美容养颜、活肤美体的功效。刮痧可以疏通经脉循行部位的浅表经络，使经脉所过部位气血充和，新陈代谢加快，从而使沉积在皮肤中的代谢产物排出体外，恢复皮肤的白皙和光泽。在某些特定的穴位刮痧，还有调整人体正气机能，排出积蓄的水湿和糟粕的功效，这样不仅人体内部气机通畅，而且外在形体也有很大的改观。

2.治疗疾病作用

刮痧治疗疾病主要是通过以下作用实现的。

（1）调节阴阳平衡

刮痧对人体气血功能具有双向调节作用，热结于内之时，刮痧可以泄热散结、保护阴精，使阴阳二气的运行恢复正常。阳气虚弱，阴气过剩之时，通过刮痧又可以引体内的阳气充盛于此，消除阴寒对人体的影响，使阴阳均衡，人体功能恢复正常。

（2）行气活血祛瘀

气血是人体的保护神，两者相携行走于人体的各处，滋养、保护着人体。如果人体有瘀血阻络，刮痧可以把气血集中调集到某处，运用其温煦、气化、推动功能，活血化瘀，把这些病理产物，从人体中清除出去，从而使阻塞的经络得到疏通，全身气血通达无碍，这样气血的滋养功能也就能发挥其最大作用，人体很快恢复健康。

现代科学研究证明，刮痧可使局部皮肤血液循环加快，毛细血管扩张、充血，血管壁的通透性增强，使血液中一些对人体无益的物质排出体外。而刮痧时我们看到的痧，是毛细血管破裂出血造成的，这些溢于血管外的血形成一个个小血凝块，对机体又会产生一种良性的刺激作用，这种刺激能使机体的局部免疫力和新陈代谢加强。

（3）舒筋通络

人体筋骨、肌肉受到外伤或者被外邪所伤之后，常会感觉疼痛，导致活动受到限制，如果不及时治疗，改变这种情况，长此以往，这些受损的地方会疼痛加重，直至痿废不用。对于这种情况，刮痧疗法可以使局部气血充盛、温度升高，利于受伤后病理产物如瘀血、水湿的排除，防止这些病理产物对组织的进一步侵害，使局部肌肉、筋骨变形。刮痧除了调整局部气血之外，通过对疾患部位的不断刺激，提高该部位的疼痛阈值，这也是使患者疼痛减轻原因之一。

受损的肌肉、筋骨部位，经过刮痧治疗后，引导体内的气血逐渐把病理物质清除，使瘀阻的地方畅通，久而久之，这些部位的经络就会慢慢通畅，气血恢复正常运行，疼痛消失，肌肉、筋骨得以舒展，功能恢复正常。

（4）排出蓄积的毒素

刮痧的这个功能是保健养颜得以实现的主要因素。刮痧过程可使局部组织形成高度充血，充血后的血管极度扩张，其血流及淋巴液回流增快，人体免疫细胞的吞噬及搬运功能加强，体内或局部肌肤蓄积的废物和毒素加速排出。没有了废物和毒素的阻碍及侵害，人体细胞得到的营养增多，吸收能力增加，人体全身的抵抗力整体得到加强。同时排除了多余的水分和毒素，人的形体和皮肤也会处于最佳状态，肌肉紧致有力，皮肤红润白皙，整个人看起来充满活力。

刮痧的适用范围

现在常用的刮痧方式就是用各种材质制成的较薄的刮痧板擦刮相应穴位或经络，使局部皮肤充血发红、行气活血。吮痧、揪痧以及刺络放血因为种种限制而很少使用。现在社会刮痧疗法的使用不仅仅局限于体表肌肤的病证，脏腑失调的亚健康状态或者大病愈后的康复阶段，都可通过刮痧来进行气血阴阳的调整，所以刮痧适应范围扩大，包括内、外、妇、儿、五官疾病的各个方面。

1.内科病证

感受外邪引起的感冒发热、头痛、咳嗽、呕吐、腹泻以及高温中暑等，呼吸系统感染所致的咳嗽、气喘等，心慌、心悸等心血管疾病，中风后遗症，泌尿系感染，消化系统炎症，脏腑痉挛性头痛、头痛、失眠等。

2.外科病证

以疼痛为主要表现的外科病证。如落枕、慢性腰痛、急性扭伤，感受风寒湿邪导致的各种软组织疼痛，各种骨关节疾病等。

3.儿科病证

小儿感冒发热、腹泻、遗尿、食欲不振、营养不良等病证。

4.五官科病证

咽喉肿痛、牙痛、鼻炎、弱视、青少年假性近视、急性结膜炎等病证。

5.妇科病证

痛经、月经不调、闭经、乳腺增生，以及月子病等。

另外，刮痧还有消斑除痘、减肥、延缓衰老的作用。

刮痧的具体操作方法

1.工具的选择

刮痧可选用的工具很多，只要有光滑面、不会割伤皮肤的东西都可以。比如以前民间很多人常用铜钱，光滑的瓷汤勺或杯盖实施刮痧，现在专门的医疗机构多用塑料、石头、水牛角或玉石制成的刮痧板，一些较好的中医店铺都有销售。如果是揪痧的话，用右手的食指及中指第二关节就可施行。但是揪痧相对刮痧来说，疼痛感较强，对于身体虚弱的老人和小孩宜首选刮痧，婴幼儿也可选吮痧。

2.刮痧前准备

刮痧前，首先将刮痧的部位用温热毛巾熨热，使皮肤局部血流加快，防止刮痧时不易出痧，伤害皮肤。其次，要在刮痧部位涂抹上起润滑作用的油，比如护肤油、橄榄油，或者温盐开水可以，这样减少刮痧板和皮肤之间的摩擦。不宜选用风油精及红花油等药物做润滑剂。刮痧的时候，要顺一个方向进行，比如从上到下，从内到外等。刮痧使用的力道要依对象的具体情况而定，力度适中而均匀，不可忽轻忽重，一般有痧的时候，刮10~20次就可以出现紫红色的痧迹，没有痧的时候，不能为了强出痧而加重力道，这样不仅不能达到应有的效果，反而会影响气血的运行，损伤俱局部组织。

3.刮痧部位选择

刮痧一般选择身体上较平坦的部位进行，比如人们常刮的是背部。因为背部循行着足太阳膀胱经和督脉。选背部进行刮痧，一是背部肌肉丰厚、光滑平坦，易于刮走，二是背部刮痧，几乎顾及了人体所有的重要脏腑，调节其功能，适用于很多疾病的治疗，也能达到保健强身的目的。对于一些外伤和寒湿造成的局部组织损伤，刮痧常在受损部位进行，此时多选的是肩胛、两臂及腿部的重要穴位，比如肩部肩井、肩髃、天宗等穴，手臂部的手三里以及腿部的委中等。女性乳房疾病，可以选择在胸部肋骨间或乳房疾患处刮取。

4.刮痧常见的注意事项

第一，患有出血性疾病的患者，不宜使用刮痧法保健治病。比如血小板减少症、白血病、过敏性紫癜等疾病患者不宜刮痧，否则容易加重病情。第二，骨折的患者，骨折初期患部不宜刮痧，须待骨折愈合后方可在患部刮痧。外科手术后的患者，瘢痕处在两个月以后才可局部刮痧。恶性肿瘤患者手术后，瘢痕局部处慎刮。第三，妇女月经期下腹部慎刮，妊娠期则禁止在下腹部刮痧。第四，原因不明的肿块及恶性肿瘤部位禁刮。第五，刮痧的时候避免空调、风扇直吹；刮痧后30分钟以内忌洗凉水澡，前一次刮痧部位的痧斑未退之前，不宜在原处再次刮拭出痧，两次刮痧时间需间隔3～6天，以皮肤上痧退为标准。

四、适当拔罐身轻松

什么是拔罐疗法

拔罐疗法是一种历史久远的中医疗法，古代拔罐疗法又称为"角法"，因为最初使用的罐是用野兽的角挖空制成，用来吸取人体疮疡的脓血。

随着拔罐疗法的进一步发展，就是用竹筒、玻璃等制成的火罐，其治疗范围也从单纯的皮肤表面病变演变到了对人体经络气血的调整。与刮痧不同，拔罐时的真空负压，能产生一种较强的吸拔之力，其作用力可从肌表直达经脉，加速经脉中气血的运行，使皮肤急速充血、毛孔充分打开，人体内的病理产物通过经脉、皮肤毛孔被吸出体外，从而使经络气血得以疏通，脏腑组织器官及皮毛得到充分濡养和温煦，使虚衰的脏腑机能得以振奋，脏腑功能得以调整，从而达到防治疾病的目的。

国外科学家研究发现，人体在火罐负压吸拔的时候，皮肤表面有大量气泡溢出，加强了局部组织的气体交换。负压也会使局部毛细血管通透性发生变化，毛细血管破裂，少量血液进入组织间隙，红细胞遭到破坏，红血红蛋白释出，这会对机体局部形成良性刺激，增强了白细胞和网状细胞的吞噬活力，提高局部耐受性和机体的抵抗力。而拔罐法负压产生的吸力及温热感，通过神经末梢系统，作用于人体大脑皮层，对大脑皮层有双向调节作用，抑制状态的大脑皮层通过刺激可以变得兴奋，而过于兴奋状态的大脑皮层通过刺激，也会出现相应的抑制状态，从而使大脑皮层对身体各种机能调节趋于正常，使人体的疾病逐渐痊愈。

不同的拔罐手法对人体的刺激作用不同，正如中医认为不同手法补泻功能不同一样。缓慢而较轻的拔罐手法，刺激性小，对人体神经系统具有镇静作用；急速而重的拔罐手法，对神经系统具有一定的兴奋作用。走罐疗法作用与按摩、刮痧相似，可促进周围血液循环，调整肌肉与内脏血液的分布和储备情况，增加肌肉的血流量，增强肌肉的活力，防止萎缩。同时走罐还可改善皮肤分泌、代谢状态，增强筋骨、关节的弹性和活动性，加快肠胃蠕动，增强消化系统功能。

拔罐对人体有诸多好处，但这是建立在正确辨证，正确取穴的基础之上的。如果基础判断偏离事实真相，补泻选用失当，那么无论拔罐手法多好、技法多娴熟，也只是徒劳无功，甚者适得其反，雪上加霜。

拔罐的具体操作方法

在拔火罐前，应该先将罐洗净擦干，然后让患者舒适地躺好或坐好，暴露需要拔罐的部位。实施治疗的人，用左手持弯钳夹起一块蘸满95%酒精的棉球，右手持火机点火，棉球引燃之后，放下火机，右手拿起火罐，左手弯钳迅速送燃烧的棉球入罐，在罐底晃几下后撤出棉球，同时右手将火罐扣压在要治疗的部位。

注意点火入罐时，罐子不能离治疗部位太远，燃烧的棉球一从罐中撤出，罐子就要马上扣到治疗部位上，如果罐子距离治疗部位太远，或者下扣不迅速，罐中的热气消散，罐中的负压就会消失，下扣之后就不能很好地吸附到治疗部位。但是同时要注意，燃烧的棉球在罐中晃的时间也不宜过长，撤出罐子之时在瓶口停留时间也不能过长，否则瓶口灼热，容易烫伤患者。

火罐在人体上留置时间也不宜过长，一般拔10～20分钟就可将罐取下。取罐时不能强行扯拉或转动罐体，这样会对患者造成一定的伤害。起罐时一手握住罐体，一手沿罐口边沿轻压皮肤，使空气经缝隙进入罐内，打破罐内的负压状态，罐子自然就会与皮肤脱开。

拔火罐时除了可以留罐，还可以走罐治疗。走罐是指拔罐前，先在欲走罐的部位涂上润滑剂，如甘油、橄榄油等，等火罐紧扣到人体皮肤之后，用一只手或两只手抓住火罐，微微上提，推拉罐体在患者的皮肤上移动。可以沿着一个方向移动，也可以来回移动，引动到重要穴位之时，也可以停止留罐，这样做可以兼顾数个穴位甚至整条经脉，可加快经脉中气血的流动。

闪罐也是拔罐的一种治疗方式。闪罐是点火入罐后迅速扣压在选定的部位，在火罐没有完全吸牢之前，又快速拔起，如此反复。闪罐法适用于人体不平整、肌肉不丰厚处，或者适用于身体虚弱、不能耐受强大吸力的老人和儿童患者。闪罐一般都选择小罐进行，且每闪几次，罐口灼热之后，就要换用别的火罐，以防烫伤患者皮肤。

拔罐的不同反应

（1）拔罐后如果出现深红、紫黑斑纹，拔罐处红肿，触之微痛，同时兼有发热症状者，是热毒内蕴的表现。

（2）拔罐后出现紫红或紫黑色斑纹，没有红肿和发热现象，是患者气血运行不佳，瘀血阻络的表现。

（3）拔罐后皮肤上出现水疱、水肿和水珠状物时，表明患者体内湿气较重，如果出现的水疱色呈血红或黑红，这表明水湿日久，损伤经脉，出现夹瘀的病理反应。

（4）拔罐后皮肤无明显变化，手触无温热感，则表明患者体虚寒重。

（5）拔罐后皮肤微痒或者有出现皮纹，是风气客于经络的表现。

常见疾病的拔罐治疗

1.感冒

感冒时头昏脑涨、鼻塞、浑身酸痛。缓解感冒症状可选择穴位如下。

大椎穴：第七颈椎棘突下，为人低头时，第一个突出的骨头下。

肺俞穴：第三胸椎棘突下，旁开1.5寸。大椎穴之下为第一胸椎棘突，依次下数到第三胸椎棘突。

风门穴：在第二胸椎棘突下，旁开1.5寸，取穴方法如上。

风池穴：当枕骨之下，与风府相平，胸锁乳突肌与斜方肌上端之间的凹陷处。

病情比较重，或者有高热症状者，可以用三棱针或梅花针在大椎穴处点刺出血，然后再在该处拔罐，有清热透邪的功效。

2.慢性咽炎

慢性咽炎表现为长期、反复发作的咽喉肿痛或咽部异物感。治疗慢性咽炎可以选择以下穴位。

天突穴：在颈部前面，两锁骨内侧、胸骨柄上缘凹陷处。

三阴交：内踝直上约四横指处。

肾俞穴：第二腰椎棘突下，旁开1.5寸。

肺俞穴：第三胸椎棘突下，旁开1.5寸。

病情比较严重者，可在手太阴肺经的少商穴（大拇指外侧指甲角旁）点刺放血，然后再拔罐治疗。

3.慢性鼻炎

慢性鼻炎的症状有鼻塞、流涕、头痛、头晕等。治疗慢性鼻炎可选择的穴位如下。

印堂穴：两眉头连线的中点处。

风池穴：当枕骨之下，与风府相平，胸锁乳突肌与斜方肌上端之间的凹陷处。

风门穴：在背部第二胸椎棘突下，旁开1.5寸。

曲池穴：手心向上曲肘时，当肘横纹的外侧端的横纹头处。

合谷穴：以一手的拇指掌面指关节横纹，放在另一手的拇、食指的指蹼缘上，屈指当拇指尖尽处。

上星穴：在头部，当前发际正中直上1寸。

侠溪穴：在足背外侧，当第4、5趾间，趾蹼缘后方赤白肉际处。

胆俞穴：在背部，当第十胸椎棘突下，旁开1.5寸。

如果鼻炎发作时鼻涕多，白黏清稀或微黄，伴头痛、咳嗽、喷嚏不断、鼻痒等症状，拔罐前先用艾条温灸印堂、风门、风池、曲池穴位约15分钟，然后用闪罐的方式施治，每个穴位闪罐20次左右。如果鼻炎发作时鼻涕色黄，黏稠如脓样，量多，有臭味，伴身热，口渴，大便干燥。拔罐前在曲池穴和侠溪穴处刺络出血，然后再拔罐，留罐约15分钟左右。

在后背脊柱两侧旁开1.5寸处的膀胱经循行部位走罐治疗，效果也非常理想。

4.腰腿疼痛

腰腿疼痛、行动不便，疼痛隐隐，或者刺痛感，遇寒湿或劳累过度时加重。腰腿疼痛或因寒湿、或因瘀血、或因肾虚，治疗时常选取以下穴位。

委中穴：双腿后腘窝中点处。

环跳穴：侧卧屈股，当股骨大转子高点与骶管裂孔连线的外1/3与内2/3交点处。

风市穴：身体站直，双手在身体两侧自然下垂，双手中指所触之处即是。

血海穴：医生用对侧的手掌按患者膝盖，手指向上，拇指偏向大腿内侧，当拇指端所止处。

膈俞穴：在背后，第七胸椎棘突下，后正中线旁开1.5寸处。

肾俞穴：在背后，第二腰椎棘突下，后正中线旁开1.5寸处。

承山穴：在小腿后，当小腿绷直或提起脚跟时，小腿后肌肉的尖角形凹陷处。

缓解腰腿疼痛的拔罐治疗，可以在穴位处留罐10～20分钟左右，也可以在腿部或腰部肌肉丰隆处走罐，比如小腿处从委中到承山，大腿处从环跳到膝盖上缘等，这样既可疏通经脉，又能活血化瘀、祛风除湿。

5.痛经

妇女月经来潮时及行经前后出现小腹胀痛和下腹剧痛等症状，多由寒湿凝滞和气滞血瘀引起。因为月经和肝、肾两脏关系比较密切，所以缓解痛经宜选穴位如下。

中极穴：肚脐下4寸。

归来穴：中极穴左右旁开约2横指的地方。

天枢穴：肚脐左右约2横指处。

肝俞穴：在背后第九胸椎棘突下，旁开约1.5寸处。

肾俞穴：在背后第二腰椎棘突下，旁开约1.5寸处。

膈俞穴：在背后第七胸椎棘突下，后正中线旁开1.5寸处。

气滞血瘀导致的痛经，可以在膈俞处用梅花针点刺出血，然后再拔罐，每次留罐10～20分钟。

拔罐的注意事项

（1）拔罐时选择肌肉丰满的部位下罐，火罐的规格由选定部位的面积所定。

（2）火罐一般留置10～20分钟，身体较壮的年轻人，留罐和吸附时间可以适当延长。体弱的老人和小孩，留罐时间宜短，或者用闪罐手法治疗。

（3）如果拔罐时不小心烫伤了皮肤或留罐时间过长导致皮肤出现水泡，小面积的用无菌纱布覆盖，防止擦破；较大面积的用消毒针将水泡刺破放水，涂以龙胆紫药水消毒，用无菌纱布包裹，以防感染。

（4）肺部疾病，如肺结核、肺脓肿、支气管扩张等疾病，不宜在胸背部拔火罐。有心脏病、血液病、皮肤病、传染性疾病、精神病，以及骨折患者、体虚衰弱者、孕妇、月经期妇女，或者在过饱、过饥、过渴、醉酒等状态下，均应禁用或慎用拔罐疗法。

（5）拔罐斑痕消退之前，不能在同一部位重复拔罐。拔罐后不能马上洗澡，尤其不能洗冷水澡，拔罐5小时后可以洗热水澡。

五、足部按摩少生病

什么是足部按摩

足部的三阴三阳经中，有人体先天之本所主的肾经，也有后天之本所主的脾经。脾、肾就是一个国家的天与地，即人们常说的气候地理环境。土地肥沃、矿藏丰富、风调雨顺的国家自然富足昌盛。脾经和肾经就是国家气候地理的调控因素，调控得当，则天地合德，自然之序井然；调控失当，则天崩地裂、洪水泛滥。肝经在人体中是藏血的经脉，调节着人体血脉的盈亏，而肝经的藏血功能是在脾、肾功能正常的基础上进行的。脾、肾提供了丰厚的、可供利用的资源，肝把这些资源开采后合理储存分配，为机体的各种活动提供能源支持。脾、肾提供的资源丰富，则肝供给与人体的能源就丰富；脾、肾提供的资源贫乏，则肝提供与人体的能源也贫乏。

三阳经是从头走足的经脉，几乎贯穿了人体全身。胃经循行于人体前部，胆经循行于人体的两侧，膀胱经循行于人体后部，三条经脉从上至下，汇聚于脚部，几乎涵盖了人体的全部信息。胃是水谷之海，胃经是人体中气血最充足的经脉，对其他经脉气血起着重要的补充调节作用。胆经为相火运行的通道，人体侧面，从头到足，和火有关的疾病，都可需求足少阳胆经来治疗。

足太阳膀胱经，是人体的藩篱，其相关穴位与人体内脏及颈、腰、腿等人体重要关节密切相关。所以，脚和人体的健康关系重大，常常按摩脚部，就是帮助疏通这些经脉，提高人体的脏腑功能和御邪能力。

正如耳朵是人体的全息器官一样，很多老中医和针灸学家认为，足也是人体的全息器官，集中体现着人体各部的健康状况，而时下流行的足底按摩，很多都是以此为理论基础的。中医院中常常见到很多来医院要求做身体检查的人，起因多是按摩的时候发现脚底某个部位特别疼痛，按摩师告知是某某脏腑有问题等等。经过中医辨证、四诊合参或现代医学检查，很多人发现确有其病，或者出现了脏腑功能的亚健康状态，从而得到及时治疗，预后较佳。中医认为多做足部按摩，刺激相应穴位，可以调节人体气血阴阳的平衡。现代医学研究证明，足是离心脏最远的器官，血液回流容易受阻，经常按摩脚部，可以促进血液循环，缓解下肢血液潴留造成的水肿，增加回心血量，保证心脏、大脑等重要器官的血液供应。

足部按摩的方法

足部相对于人体的其他部位来说，肌肉比较丰厚、紧致，而且远离脏器，足部的按摩可使用的按摩方式多种多样，不一而足，日常生活中可以视具体情况选择使用。

1.按揉经穴

随着年龄的增长，脏腑功能的衰弱及代谢产物的沉积，人足部的经脉或穴位处常常会触及结节、硬块等，这是痰湿、瘀血等病理物质阻塞经脉的表现。经脉阻塞不通，气血运行不畅，导致脏腑功能受损，阴阳失去平衡。按压足部的结节或硬块，可以刺激人体正气对经脉中"垃圾"的清理，长期坚持，随着足部结节或硬块的消失，代谢或病理产物从经络或脏腑中排泄出去，疾病的隐患也会自然消除，机体就恢复健康状态。

2.揉搓脚板

脚底的涌泉穴是保健的一个重要穴位，属肾经，肾为先天之本，主骨，生髓，开窍于耳和前后二阴。常搓揉脚底板，通经补肾，有补肾固精，祛除风湿，使步履强健，耳聪脑清的功效。中医古籍《石室秘录》中也记载："擦足心，乃长生之法。"揉搓脚板，覆及脚板的上下左右，促进脚部血液循环，疏通经络，使经脉之气运行无碍，则小病得除，大病不生，延年益寿。

3.浸浴足部

足部的保暖很重要，不注意足部的保暖，寒从足生，侵入人体，则会引发人体各部的疾病。现代医学研究表明，足部适宜的温度是足尖约为22℃左右，足掌约为28℃左右。中医认为，足尖发凉，头部易出现疾患，如头晕、中风等；若是足跟部冰凉，多为肾虚的表现，如很多新产妇，除了腰痛，常常也出现足跟冷痛的症状；如果整个脚温都较低，则是气血虚弱，不能充盈经脉的表现。

晚上泡脚是疏通足部血脉、保持足温正常的很好方法。单纯用40～50℃的温水泡脚或者用加入活血化瘀、温经通脉的药物煎煮后泡脚，对一些经脉不通造成的病证，如静脉曲张、痛经、胸闷心悸、失眠等都有良好的效果。泡脚常用的中药有红花、艾叶、肉桂、白术、吴茱萸、川芎、丹皮、泽兰、熟附子等。

4.走路益足

古人常说"饭后百步走，活到九十九"，其实何止饭后走路能延年益寿，平时人们就应该保持一定的步行量，这样才能保证身体的健康。人行走时足部肌肉交替收缩与松弛，可以使足部静脉血管进行被动的扩张与收缩，从而使静脉血回流增多，回流到心脏的血液携氧量增加，保证人体重要脏器的血液和氧气需求，使其得以濡养，从而身健体康，延年益寿。正确的健身步行应当是挺胸抬头，以腹部的力量带动腿部前行，迈步宜大，每分钟步行速度在60~80米左右为佳。

走路时不能穿高跟鞋，以平底鞋最佳，鞋底软硬适度，有一定的弹性。如果刻意在鹅卵石地面行走的话，应选择鞋底较薄的鞋子，这样使脚底能感触到鹅卵石的按压，起到脚底按摩的效果。

足部常用的穴位

1.足太阳膀胱经的穴位

昆仑穴：足部外踝后方，在外踝尖与跟腱之间的凹陷处取穴。

申脉穴：在足外侧部，外踝直下方凹陷中取穴。

至阴穴：在足小趾末节的外侧，距离趾甲角0.1寸处取穴。

2.足阳明胃经的穴位

解溪穴：足背与小腿交界处的横纹中央凹陷处。

内庭穴：足背第二、三趾间，趾蹼缘后方赤白肉际处取穴。

厉兑穴：在足第二趾外侧，距趾甲角约0.1寸（指寸）处取穴。

3.足少阳胆经的穴位

丘墟穴：在足外踝前下方（与直下方约呈45°角）处。

足临泣：位于足背第四、五跖骨结合前凹处。取穴时从第四、五脚趾间往后推，推到两骨结合的凹点处即是该穴。

4.足太阴脾经的穴位

隐白穴：双脚站立，大脚趾内侧趾甲旁。

太白穴：沿足大趾内侧往脚掌方向推，第1跖骨小头后缘，赤白肉际凹陷处。

公孙穴：第1跖骨基底部的前下方，赤白肉际处。

5.足少阴肾经

商丘穴：足内踝前下方（与直下方约呈45°角）处。

涌泉穴：卷足，在足前部凹陷处取穴。

照海穴：足内侧，在内踝尖直下方凹陷处取穴。

太溪穴：足内侧，内踝后方，在内踝尖与跟腱之间的凹陷处取穴。

复溜穴：太溪穴直上2寸，在跟腱的前方取穴。

6.足厥阴肝经

大敦穴：足大趾外侧，趾甲下角旁约0.1寸。

行间穴：在足背的第一、二趾间缝连接处。

太冲穴：行间穴往脚背方向推，在第一、二跖骨结合部之前凹陷中。

常见疾病的足部按摩治疗

1.高血压的足部按摩

高血压患者多为阴虚阳亢，所以高血压患者足部按摩时可以重点按摩涌泉、太冲穴这两个穴位。涌泉穴补肾益精，补充肾阴之不足，水生木，肾阴充足，则肝阴不衰，阴能涵阳。太冲穴是肝经的原穴，能调节肝气，按摩太冲穴，使上逆的肝气下降，恢复正常，左升而右降，则血压自然也就可以恢复正常。

2.失眠的足部按摩

失眠的原因很多，但总的来说，多是阳不入阴，不能回归所致。失眠可以选择涌泉、照海、行间、侠溪等穴位。照海是八脉交会穴，会与阴跷脉，失眠者阴虚阳亢，调节照海，同时调节阴跷脉，使肾阴充足，不过分耗散，则阳归有处。行间和侠溪穴分别是肝经和胆经的穴位，一升一降，调节气机平衡，使阳气回归道路通畅。涌泉穴位于人体的最下端，又是肾经上的关键穴位，按摩涌泉穴调节肾阴肾阳，引火归元，使阳气安守于内，则人体进入睡眠状态。

3.脾虚所致月经不调的足部按摩

脾虚运化失职则人体气血虚弱，气血虚弱可导致月经后期或月经过少。而脾虚，脾不能统血时，会造成月经淋漓不尽或崩漏不止，此时从脾来论治最为得当，脚部的太白、隐白和公孙穴都是首选穴位，点压、按揉或艾灸，都有很好的效果，同时还可以解决食后腹胀、便溏等问题。

4.下肢水肿的足部按摩

治疗下肢水肿，足部多取解溪、太溪和复溜穴，这些穴位，顾名思义，都是和水有关的穴位，是解决水液问题的关键穴位。解溪为胃经的穴位，胃经为气血之海，按摩解溪，使气血通畅，促进水液代谢。肾主水，是人体气化功能之大主，所以水液不行所致的水肿和肾不行事关系密切。太溪和复溜是肾经的主要穴位，按摩或艾灸这两个穴位，可消除水肿，促进水液的气化和排泄。

5.牙齿肿痛、磨牙的足部按摩

胃经过人的面部，所以面部的疾病，多责之于胃经失调。牙齿肿痛、磨牙多为胃中火气循经上炎、胃气不降所致，因此，足底按摩时多选内庭和厉兑这两个胃经的穴位，也可针刺或点刺放血，通胃降气，泻火除热。

6.足部扭伤的按摩

足部扭伤可选穴位比较多，关节周围的穴位都可选择，如昆仑、申脉、解溪、足临泣、丘墟、照海等穴位，此时这些穴位的作用主要是疏通血脉，祛瘀消肿，使阻塞的经脉得以畅通，精微物质得以顺利运行，濡养伤处，药物的使用也会事半而功倍，损伤部位得以尽快好转。

足部按摩的禁忌

（1）足部按摩的强度以个人承受力不同而相异。每个人的身体素质不同，对压力的承受力也不同，尤其是老人和小孩，不能承受很重的压力，否则会造成神经紧张，反而达不到预期的按摩效果。刚开始按摩时，指力应从轻至重慢慢尝试，以感觉安全、舒适的压力为佳。如果需要使用泻法的大指力时，也应慢而稳，否则会出现冒冷汗、痉挛等症状，甚者造成软组织挫伤，导致皮下出血等。

（2）妊娠期和月经期妇女不宜做足底按摩，因会引起不规则出血或伤害胎元。

（3）足部皮肤出现脓疮、溃疡等不适宜按摩，容易导致皮肤病的加重。

（4）足部有新鲜或未愈合的伤口，或足部近期骨折时，不宜进行足部按摩。

（5）有出血性或出血倾向的疾病，如白血病、血小板减少等，不宜足部按摩。

（6）患有重度心脏病如出现心力衰竭者，肾脏病如出现肾功能衰竭者，还有高血压二级、三级患者，不宜做足部按摩，容易危害心脑系统。

（7）极度虚弱者、精神极度紧张者、皮肤高度敏感者、精神病患者尤其是处于兴奋和狂躁状态时，不宜足部按摩。

（8）各种急、慢性传染病，如活动性肺结核、细菌性痢疾、甲型肝炎等疾病，不宜做足底按摩，否则容易造成感染范围扩大，甚者危及生命。

（9）极度疲劳、饥饿、饱胀的人不应马上做足疗。

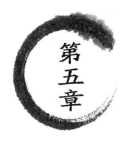

第五章

《黄帝内经》四时养生秘笈：

紧跟节气，别让身体过气

夫四时阴阳者，万物之根本也。所以圣人春夏养阳，秋冬养阴，以从其根，故与万物沉浮于生长之门。逆其根，则伐其本，坏其真矣。

——《素问·四气调神大论》

四时阴阳的变化，是万物生长收藏的根本，所以圣人在春夏两季重视保护阳气；秋冬两季重视保养阴气，以顺从根本。所以圣人能够同自然界万物一样，生生不息。如果违反了这个规律，那就破坏了生命的根本，败坏了生命赖以生存的真元。

《黄帝内经》认为：人是天地之气阴阳交合的产物，要遵循天地自然四时生长收藏的规律才能很好地生存。所以有智慧的、明白天地运行之道的人，其养生一定会遵循四季的阴阳变化，寒暑不同而调整自己的作息起居。

一、春 生

春季作息须知

春季是从立春开始算起的，到立夏为止。春季是一个推陈出新的季节，就是说在这个季节，一些陈旧的东西上出现了新的生命或希望。春季大气回暖，"吹面不寒杨柳风"，天地间所有的事物都给人一种生机勃发的感觉，草木发芽，很多动物都在春季准备繁衍后代。

人生活在自然之中，大自然是人类的父母和生死规律的掌握者。只有顺应其规律，阳气才能得到最大程度的保存，人体才能健康。所以在春季这个"生"、"升"的季节，围绕这个养生的原则，古人提出了相合的生活作息方式，主要表现在以下方面：

1.夜卧早起

这是和春季阳气规律相应的一种起居规律。春季一阳方升，与冬季纯阴无阳相比，白天阳气升得早，晚上阳气藏得晚了。人体阳气和大气阳气相应，所以人们适应身体需要，科学的睡眠时间应该晚上比冬季睡得迟，早上比冬季起得早。当然这是指身体健康之人而言，如果年老体弱，患有疾病，还是建议适当地早睡晚起，以保证阳气的恢复。

2.披散头发，宽松着衣，在庭院中缓缓漫步

春季如果阳气受到抑制，就会出现升发无力的情况，对人体的健康不利。对于人体而言，人们要尽可能地去除妨碍阳气运行的阻力物质。比如把紧扎的头发解开，脱掉束缚的衣物，换上宽松的款式，并且可以在空气清新的时刻，于安静地庭院内缓步而行，以使气血活络，和缓有力，为阳气的升发做好一切准备。在身体解放的同时，我们心灵的压力也会得到相应的释放，心情开阔，自然豪气顿生，重新恢复对人生、事业的激情。

3.对其他生物的保护

在春季，新的生命刚刚开始，此时人们如若为了满足自己的口腹之欲，肆意杀害，不仅违背天理，而且破坏生态平衡，也是对自身所处环境的一种践踏。所以古人再三强调："生而勿杀"。生，不仅包括不掠夺其他弱势生物的生命，而且有尽己之力，护养它们，使之很好生长的意思在里边。

4.对周围其他人的态度

春季要促进阳气。所以体现在对待周围人的态度上，就是要"予而勿夺，赏而勿罚"。以己所能，给予别人所需，帮助别人渡过难关，而不是斤斤计较，处处算计，伤害他人的生机。对待孩子、下属等，要以表扬、奖励为主，不要随意惩戒他们，以防打击他们向上的积极性。"予人玫瑰，手有余香"，帮助保护别人的同时，自己心情舒畅，对于自身健康也很有好处。

如果春季不遵照这些规律养生，而是随意打压自身阳气，常常怄气、穿过紧的衣物束缚自身气机等，阳气没有尽情升发的条件，就不能自由生长壮大，也就不能充分达到人体的五脏六腑、四肢百骸，这样的人到了夏季，气血不盛，不能适应夏季阳气旺盛的天气，就会容易出现寒凉所致的疾病。

春宜养肝助升发

春季养生保"升发"之气，要做到以下几点。

1.调整生活习惯

春季适合阳气的需要，相对冬季而言，人们应晚睡早起，保持卧室的温暖和空气流通，春季乍暖还寒，契合"春夏养阳"的宗旨，睡觉注意保暖，但也不宜盖得太厚，以防阳气不升。

春季衣服宜宽松，合体即可，不可因过求曲线美而穿紧身衣裤，这些衣服勒在身上，不仅影响人体的日常活动，同时也阻碍气血运行，体位改变时，身体某些部位会出现一过性缺血，导致手脚麻痹、呼吸不畅，甚至头晕眼花等等。小孩子本身就是稚阳之体，更是不能认为打压其阳气的升长。所以有经验妈妈给孩子买衣服都选择稍微大一点的号码，这样孩子穿着舒适、活动方便，有利于孩子的发育成长。

从五行来说，春属木，主青色，所以春季选衣服可以适当选一些绿色、蓝色的衣服，迎合春之气，科学及研究表明，绿色系有使人精神振作、心情愉悦的作用。

2.饮食的讲究

肝主筋。当春季肝风不和时，就会出现拘急痉挛。对于小孩子来说，这是成长的标志。对于大人而言，腿脚抽筋是阳气由内透达于外的标志，此时只要顺势养生，阳气顺利升发，自然症状很快好转。

肝主酸，所以有人春季刻意多吃酸性物质，认为可以养肝。中医认为，酸性收敛，多食敛降阳气，不利于阳气的升发，所以春季其实应多食辛散加甘甜之品，稍稍佐以酸味，柔肝舒肝，以防生发太过，疏泄太过，对身体不利。《黄帝内经》认为，小米、鸡肉、桃、葱都属于辛味食物，还可以吃粳米、牛肉、枣、葵花子、山药、大枣等甘味食物补脾，防被木刑。当然，本着春不杀生的原则，春季尽量少食肉或不是肉，也可以多吃点豆芽、春笋等代表升发之气的食物。北方春季有"咬春"的习俗，"咬春"就是家家户户要吃豆芽卷的春卷，以预示春季来临，一年好运的兆头。同时要注意，春季阳气较弱，且摇晃不定，所以此时不能暴饮暴食，尤其是面食，这样最易伤害脾胃，出现各种病证。

3.适当体力劳作，有助春季阳气的舒展

春季随着阳气的运动，人体各脏腑器官也从冬季的低消耗状态慢慢恢复。此时若适当地进行锻炼，对气血回流脏腑有很大的促进作用。

正如《黄帝内经》中所说要"缓步于庭"一样，春季的运动要舒缓，不能急躁、剧烈，这样容易引发肝这个将军之官的暴躁之性，使其升发不得。所以春季适合的运动有散步、郊游、放风筝等，打太极拳、八段锦，做亲子小游戏等。选择空气清新、地势开阔之处运动，不仅能接触大自然，感受和煦阳光的抚慰，还能舒张筋骨，畅通血脉，增强机体免疫力，使人精神振奋，有益于大人的心理健康和孩子的心智发展。春季运动注意适度，不能导致汗出过多，"夺血者无汗，夺汗者无血"，出汗过多不仅会导致津液的大量丢失，使心气不振，还可降低人体免疫力，反而对健康不利。

4.把自己从昏昏欲睡中唤醒

俗话说"春困秋乏"，春季很多人总是觉得困倦。其实春困不是一种病，也不是睡眠时间不够，而是春季阳气升发不稳定对人体生理机能的影响。

要防止春困，首先要作息规律。睡眠不规律，打破了人体的生物钟，人体阳气得不到很好的佑护，自然不能随自然阳气顺利升发，人体生理机能也就不稳定，气血供应不足，脑含氧量不够，所以常有疲乏欲睡的感觉。其次要保证一定体力运动量。学习、工作压力大，心理负担重，情绪不舒畅，气血得不到很好的运行，循环不佳，也易困倦乏力。

防止春困可以吃什么

饮食上应增加蛋白质、蔬菜、水果的摄入。蛋白质能保证脑力工作者热量的需要。蔬菜和水果含碱量大，可以中和体内的酸性产物，消除酸性代谢产物过多造成的疲劳。水果和蔬菜中含有大量的维生素，其中维生素C可以修复人体受伤细胞，促进细胞分裂；B族维生素有调节神经分泌，防止神经系统功能紊乱，消除精神紧张的作用。

缺锌会影响人的认知，造成注意力不集中，可以适当进食一些含锌量高的物质，如苹果、绿茶、海带等，也对控制春困很有好处。

二、夏　长

夏季作息须知

夏季草木葱茏茂盛，万物的生长势头达到鼎盛阶段，阳气升腾到极点，天地之气交合，孕育成雨，所以夏季雨水很多，此时人的阳气已经全部升发开来，身体脏腑器官气血充盛，人的精神、力气等都达到了一年中的顶峰时期。在夏季这个万物生命力旺盛的季节养生保健的关键在于养"长"。具体到人体，就是对锋芒毕露的阳气的顾护，使其不受伤害，自由自在的生长。

1.夜卧早起

夏季大自然阳盛阴衰，白天长，晚上短，人体阳气充足，所以人的作息也以夜卧早起为主。此时的夜卧早起和春季相比，可以更甚一点。当然，正在长身体的小孩，和年老体弱的老人以及健康受损，阳气不足者，不一定要遵循这样的作息规则，按身体的需要和习惯来选择休息时间，以自己无不适感为宜。

2.不过食寒凉伤害身体

夏季所有的阳气，都透达于外，前赴后继为人体的机能活动提供源源不断的动力支持。但正是因为此时所有阳气全力以赴，人体几乎没有多余的后备储存，所以此时如若贪凉、熬夜过度，对阳气的伤害远远大于其他季节。

夏季人们都在空调屋里生活、工作，很多人讨厌烈日，没有万不得已的要紧事，不想踏出空调的势力范围一步。而且人是一种欲望永远无法满足的群体，总是在不断地追求着更多的物质享受和感官刺激，所以，人们常常不是把空调调在适宜的温度即可，而是常常设置为人体刚好能耐受的程度。屋外艳阳高照，人们毛孔舒张，经络、血脉和外界的通道充分打开，阳气在经络里欢快地奔走。回到空调屋中，冷空气由张开的毛孔、经络侵袭人体，与阳气骤然相逢，冷热相搏，阳迫邪外出，但自身亦损伤过半。

还有一些人喜食冷饮，夏月季节，冰冻饮料不离手，这样虽然能得到暂时的舒爽，长久却是对人脾胃阳气的极大损伤，阴寒积蓄体内。再者，经过一个冬季的代谢减慢状态，夏季来临，人体积蓄的各种代谢产物都要随阳气的运行，从人体的体表孔窍排泄出去，所以《黄帝内经》也讲要"使气得泄"，人们怕热、怕汗，生存于人工低温世界中，在夏季这自然之气最盛的季节，气血没有达到相应的充盛程度，体温也没有达到一定的高度，代谢垃圾和饮食所致的阴寒排不出去，就在人体中形成一个个的阴性团块，慢慢蚕食人体阳气，最终使人阳尽而终。

3.积极参加户外运动，积极对待工作、学习

夏季人的精力最旺盛，此时不妨参加一些较激烈的户外活动，如跑步、攀岩、竞走等，反过来也能促进阳气的进一步生长。但是要注意运动的时间选择，不能在太阳暴晒的情况下运动，以免晒伤皮肤，或者汗出过多，造成体液大量流失，这样都对身体不利。阳气盛旺的人，其心态一般较积极乐观，喜欢竞争和挑战，对待工作和学习很有激情，反过来，其接受挑战、战胜

自己之后的满足感也使自身气机通畅，对下次的工作更有激情和信心，这种对待周围事物态度和行动力与夏季相符。所以夏季的人行动力较强，更容易完成比较难的工作和任务，在竞争性的户外活动中也常常能取得一定成绩。因此，夏季不能蜗在家或办公室里，不愿意出外活动和人们交往，这样不利于阳气的生长，久之，也会损伤自身阳气。

夏宜养心促生长

夏季阳气开泄明显，所以夏季养生，主要在于对阳气的养护，针对夏季的作息特点，顾护阳气主要从以下几个方面多加注意。

1.作息规律

规律的作息是一个人保证身体健康的前提。一年四季，夜卧晨起，但春夏两季，阳气在自然界和人体内斗占据主要地位，为了迎合其性，所以在春夏古人主张晚上睡觉时间比秋冬两季晚一点，而早上起床时间比秋冬两季早一些。夏季阳盛阴衰，睡眠时间比春季又有缩短。睡得晚不代表可以通宵熬夜，一般来讲，晚上11点就该就寝，因为晚上11点到次日凌晨1点，古人称为子时，是胆经当值之时，足少阳胆贯穿全身，内寄相火，子时又是一天中阴气将尽，阳气升发的时刻。所以此时休息，对于阳气的养护有非常积极的意义。

2.注意情绪的调节

夏季雨水多，空气湿度大，温度又比较高，人们常常感觉不适。身体的不适常常会造成人们心理的不适。科学家研究证明，夏季气温超过35℃，日照时间超过12小时，湿度高于80%时，人体下丘脑的情绪调节中枢就会出现紊乱，大约有16%的人会出现情绪和行为的失控，医学上称之为"夏季情感障碍症"。所以夏季气温较高时，要做好防暑降温的准备，否则对人的身体和心理都会造成不良影响。

3.适度使用空调

夏季人们总是求助于风扇或者空调来消夏解暑。但是风扇吹得过久，尤其是直接对着人吹，人体正常出汗的节律被打破，常会使人感到头痛、头昏，严重者还可能诱发疾病。开空调也是一样，时间过久，空气中会积聚过多的细菌和二氧化碳，呼吸系统不好的人，喉咙、咽部会感觉不舒服，甚至出现咽痛、咳嗽等症状。空调温度调节得过低，腹部、腰、腿部着凉，会出现腹泻、腰腿痛等情况。因此，夏季风扇和空调打开时间不宜过长，老人、孕妇和小孩不能对着风扇直接吹；空调温度设置不宜过低，和外边的温度相差最好在5～8℃之间，最大不超过10℃。

4.少用冷水洗澡

夏季人们喜欢用凉水洗澡，这样其实对人体伤害很大。如有的人运动后满头大汗，就着水龙头冲头，这样可能出现头晕、呕吐等情况。因为这时脑血管处于扩张状态，如果直接用冷水冲洗，可能引起颅内血管收缩、痉挛等，严重者可能引起颅内大出血。所以夏季还是要使用热水清洗身体。

5.饮食的选择

夏季人们户外活动增多，运动量增加，体液流失较多，人们常易出现口渴引饮、疲乏无力、心烦不安等水电解质紊乱的情况。而且出汗过多，血液循环加快，心脏的负担就增加，心气损耗相对较多。所以夏季运动之后，可以喝点温的淡盐水，吃些水果，补充丢失的盐分和电解质。不喝冰冻饮料，保护脾胃不受寒凉伤害。疲乏无力者，还可使用一些益气滋阴的药物如黄芪、西洋参、枸杞子等煲汤服食。

夏季人们喜欢喝冷饮，这样会损伤脾胃阳气，引起体内血管收缩，不利于散热。其实夏季最好饮热的绿茶，绿茶解暑，热饮又可保护脾胃阳气；再者，热茶刺激毛细血管普遍舒张，散热面增加，人的体温可以明显降低。

夏季宜食清淡生津之品，如冬瓜、莴笋、紫甘蓝、西瓜、苦瓜、绿豆等，但注意尽量不吃冰冻的西瓜；苦瓜、绿豆，性凉，应适量食用，不宜过度，否则易损伤脾阳。痰热者，少吃桂圆、荔枝等；过敏体质，慎吃芒果、菠萝等；李子多吃易生痰、助湿；尿路结石者少吃草莓；湿气重、易腹泻者少吃香蕉；桃、葡萄、哈密瓜、西瓜等水果含糖量较高，糖尿病患者谨慎食用。

为什么夏季不宜用冷水洗澡、洗脚

夏季洗冷水澡同样会使皮肤毛细血管收缩，毛孔闭锁，汗出不畅，虽然当时会有暂时的凉爽感，但收缩的血管舒展开时，毛细血管中的血流量会突然增多，人们会感到更加燥热。这和人们出汗时喜欢用凉毛巾擦身一样的道理，只有用温热的毛巾擦汗，才能使人既感觉舒爽，又不伤害身体。

夏季人们最容易犯的错误就是用凉水洗脚，夏季经脉畅通，络脉直接和外界相连，用凉水洗脚，会损伤脚部重要经脉的阳气，引起相关脏腑的不适，尤其是小孩、月经期的女孩和体弱的老人。

三、秋　收

秋季作息须知

经过一个夏季的生长，秋季万物趋于成熟，太阳的炎热已经是强弩之末，秋风渐起，吹到人脸上，似乎已有了丝丝凉意，笼罩在地面上的潮湿之气不见，取而代之的是清净明爽，到白露和霜降时节，夜晚的月亮清晖下，地上反射出银白色的光芒。

人们经过夏季的阳气充盛阶段，此时阳气已不复强悍，显出疲乏倦怠之势，这是阳气需要休息的信号。配合大自然的气候改变，人体的阳气也要在肺气的肃降作用下，潜藏到肾中去。

1.作息的改变，早睡早起

秋季之后白天渐渐变短，黑夜逐渐变长，立秋之后阳气潜藏时间比夏季变早，因此晚上上床睡觉时间也应该相应地比夏季提早。夏季晚上11点钟上床睡觉，秋季应该提前到10点半。古人说，秋季的睡眠时间应该像鸡一样，晚上早早进窝，清晨天麻麻亮就起来打鸣。这样人才能适应秋季的容平特点，通过自身作息时间的改变，使阳气逐渐下降，直至完全潜藏。阳气潜藏得好，冬季人不容易得病，否则冬季会出现经常腹泻等症状。

2.精神调摄的改变

夏季时候，阳气旺盛，人们精神意志以及精力都达到一年中的鼎盛时期，到了秋季，阳气虚弱，下降潜藏，此时人的精神意志应该像秋季的大地一样从容平定。收敛自己外露的心神，不再使自己的心神处以外泄状态。"心安而不惧，神劳而不倦"，夏季的意气风发是因为有阳气源源不断地支持，此时自然就有一种想挑战自我的欲望和忘我的工作热情。秋季随着阳气的虚衰，这种激情也在不断下降中，人们渴望一种安定平和，而也只有这种安定平和，才能保护人的阳气不过度损耗，并且使之有序下降。

神在中医中指人体生命状态的表现，是中医了解患者身体健康状况的主要观察对象，可以通过人的精神状态、思维意识、面目表情、形体动作和反应能力等各方面表现出来。"眼睛是心灵的窗户"，神气的充足与否在眼睛中表现得尤其明显。如果一个人精神饱满，则双目炯炯有神；如果一个人精神萎靡，则双目暗淡无光。所以，该收的时候收，该放的时候放，人体才能处于平衡状态中，不缺不溢，精气充足，自然度百年而去。

秋宜养肺主收敛

秋季褪去了夏季的燥热，冬季的酷寒也没有来临，秋季是四季中最美的日子，在这样的日子中，对女性而言，正是最美好的季节。秋季的女性，可以放慢匆匆的脚步，深吸几口金秋的馥芳之气，松弛一下紧绷了整个夏季的神经，在这个万物沉淀的季节中，各种纷争和职场厮杀似乎都已远去，现在该是好好歇歇，由内而外对自己进行一番保养的时候了。

1.情志精神的调节养生

秋季来临，秋风萧瑟，夏季的繁花似锦很快过去，很多人常常因此有些莫名的伤感，总是思考一些悲观负面的事情，有时甚至无端哭泣，严重影响了自己的身心健康。古往今来，悲秋伤秋者常是些文弱的文人墨客，体魄"野蛮"、身体健硕的人很少如此，因此，情志和人的健康的影响常常是相互的。

秋季如一汪纯蓝的湖水，处处充溢着尘埃落定之后的平静，人们要懂得欣赏这份成熟和从容中的高贵。秋季犹如一个风情款款的少妇，虽再非二八，却裙裾飘逸、莲步轻柔，生怕惊扰了世间万物的清净和安谧。秋季，她轻轻地来，是如此温柔和娴雅，你不要抱怨她的拥抱让世界太过沉寂，只用轻轻地触摸她素丽的裙摆，深深地迷醉……

在秋季这个迷人的季节里，你只用敞开心扉，就会发现她的美。金秋十月，细数自己走过的路，为人生的精彩喝彩。与小生命们欢乐嬉戏，与农民一起享受丰收的喜悦。也可以沉浸在琴、棋、书、画的世界中，自得其乐。掌握自己的情绪，就犹如掌握了自身的健康脉搏。"笑一笑十年少"，在这样酒一样醇香的季节里，尽情欢笑，让欢乐和健康共存。

2.饮食调养

秋季温度降低，寒胜湿，气候干燥，人体津液消耗过快。女人这种水做的动物，在秋季可能会感觉到微微的不适，但没有关系，要知道，在没有外援力的作用下，此时才暴露了你身体内的真正信息，正视它，并且解决它，你永远是一个水当当的小美女。秋季的饮食特点主要在滋润二字。润不仅滋阴养液，同时润也有向下的意思，与秋季的大气特点十分相符。懂得顺天道而行，将受益终生。

"人体有大药"，人的唾液是最好的养阴润燥之品。唐代药王孙思邈在他的《千金要方》中记载，人的唾液是金津玉液，吞咽唾液对阴虚之人有补益作用。可以于睡前舌抵上颚，呆津液满口之后，缓缓吞下。秋季人们可以尝试这种养生方法。而外源性的津液补充，也非常重要。

首先要多喝水。人体细胞喝足了水，才能有效地改善机体的血液循环，促进体内代谢产物的排泄。充足的水分还可以调节皮肤的ph值，维持皮脂膜的稳定。喝水要喝煮沸后自然冷却至20～25℃的水，因为研究表明，这样的水所含气体少，水分子间隙紧密，表面张力大，对人体细胞有很高的生物亲和力，有利于补充皮肤中水分的不足。

其次要保护体内的水分。人体若没有很好的护水屏障，水分很容易流失。正如植被荒芜造成水土流失一样，人体缺乏无机盐和蛋白质，水分就不容易保住，因此我们常常看到很多骨感的女人给人感觉很干燥、不够柔润。所以，为了做个柔润美女，除了补充水分，我们还要注意骨胶原、糖分、卵磷脂、维生素、矿物质的充足摄取，不能为了减肥而搭上自己皮肤的美丽。其中，煲汤就是很好的滋养方式，是水分和营养物质的完美结合，秋季美女们多吃点炖汤，也是保养美丽的不二法门。

秋季可多食银耳、百合、蜂蜜、牛奶、芝麻、胡桃、核桃、杏仁等滋阴润燥之品。韭、椒、葱、姜、蒜等物辛燥，一方面不利于气机的收敛，另一方面助长秋季不正之气，加重人体津液的损伤。有咽炎病史的人，更要注意饮食，防秋气对呼吸系统门户的伤害，在天气特别冷燥时出门最好戴上口罩，以避免干冷空气直接刺激，不宜大声叫喊或长时间讲话，注意水分的及时补充。脾胃虚弱的人，可选择不同的粥式补养，如秋季宜常喝的百合莲子粥、银耳冰糖糯米粥、杏仁川贝糯米粥等。

3.外在补水保养

我们常说，适当的"秋冻"有益，可以增强体质，提高人体对气候变化的适应性与对寒冷的耐受力，尤其对呼吸道抵抗力较弱而易患气管炎的人，对预防疾病的冬季复发很有好处。但又有俗话说，"一场秋雨一场凉"、"白露不下露"，秋季凉意一起，温度下降很快，尤其在我国的北方，昼夜温差较大，所以也不能一味地"冻"，应随时根据需要增减衣服，注意保暖，以防止着凉引发呼吸系统疾病及消化系统疾病。而且中医来讲，寒胜湿，人体受寒，会加快体表水分的蒸发速度，而且人体如果感觉到寒冷，就会启动体内"节水"机制，以保证人体的正常温度，加快小便的形成和排出，这样人体细胞内水分减少，促进肌肤角化形成，降低皮肤的新陈代谢，各种垃圾堆积皮肤表面，加速肌肤的衰老。

秋季阳光虽然没有夏季强烈，但秋老虎也非常具有杀伤力，因此秋季勿忘防晒。现代科学研究表明，在秋季这个风高云淡的季节，紫外线到达皮肤的量比夏季增多了25%，日晒使皮肤水分散失、角质层变干、黑色素增多。所以爱美的女士秋季外出时仍要注意使用防晒霜、遮阳伞等保护皮肤。

聪明的女人，在秋季会随身携带滋养喷雾，在皮肤功感觉不适时，随时可以补水保养。长期在空调房间工作的白领尤其如此。秋季护肤品选用水分含量较高的营养露、蜜、奶液、冰晶、啫喱等水液类护肤品打底，外涂一层霜类护肤品，防止水分的流失，双重保护。有条件的女士，还会选择高档的牛奶、花瓣浴等来护肤美肤，浴后用植物精油进行全身的皮肤按摩，封藏肌表的水分。而精油中所蕴含的天然能量还有消除精神紧张、促进血液循环和淋巴回流的功效，使全身肌肤都充满活力。

4.运动健身

秋季的清晨，是最宜人的时候，此时空气清新，空气中水分、负离子含量较高，人体感觉最为舒适。因此秋季早睡早起，在清凉的晨风中散步、跑步、锻炼，多呼吸新鲜空气，不但交换了人体中的废气，而且达到了耐寒训练的效果，利于神气的收敛，对肺功能进行了很好的调节，使人精神充足，为度过寒冬做好充分准备。

秋季人们喜好登高远眺，王维的《九月九日忆山东兄弟》勾起了很多游子的思乡之情。但登高远眺对人体机能的调节却有积极的意义。其中山中的清新空气对人的呼吸系统有好处，同时还能很好地调节人的神经系统平衡。登高远眺，使人开阔心胸，抑郁、沮丧等不良情绪都可一扫而光。特别是久居闹市的人，眼前所及皆是车水马龙和逼仄的空间，登高之后，视野开阔，人们的心情也会随之得到前所未有的舒展。这对人身心有双重调节作用。

秋季运动还要注意不要追求过大的运动量，因为运动量过大，会造成人体中乳酸积聚量过多，人体会感觉非常疲劳，从而使抵抗力下降而易感疾病，而且运动量过大与秋气不符，对人体神志的安宁和阳气的潜藏不利。

四、冬　藏

冬季作息须知

冬季白昼短，黑夜长，主气者为太阳寒水，所以寒冷是人们的最大感受。在这个季节中，古人却把太阳和寒水这一阳一阴的含义都给了冬季。这是因为在自然之道中，冬季的冰天雪地下潜藏着阳气这条巨龙，这条龙看似一动不动，却积蓄着前所未有的能量，待时机一到，啸傲九天，势不可挡。所以冬季是阳气的休整期，秋季如若不敛降，犹如不能按时上床，冬季如若不静藏，犹如不能完全进入深睡眠，可以想见，这样的人体，到了来年春暖花开、恢复到活动消耗状态之时，其表现如何。

所以，秋季的降重要，冬季的藏也同样重要。

1.早睡晚起

冬季是休整的季节，不适宜太过耗散、劳累。人体阳气应节气变化，也逐渐潜藏，此时若强行调动阳气，供自己无休止的消耗，则衰亡的日子不远矣。冬季不仅要早睡晚起，而且要等待太阳出来再活动。太阳是万物之母，所有生命活动都是围绕太阳的运动进行的，太阳提供给人必要的能量，最大程度保护人不受阴寒的伤害。等待太阳出来再活动，对一些年老阳气不足的人更是具有积极的养生意义。这些年来，中国接受了国外的很多思想，其中包括保健，国外人一年四季都是清晨运动，而我们的体质和他们不同，在冬季气血本身就虚弱的情况下这样做，只会更加损伤气血、扰动阳气，不利于养生需要。

2.使意志蛰伏

通俗一点讲，就是做一个"不求上进"的人。夏季时适应阳气发散的需要，人要有一种遇见困难迎头而上的意志和决心，有不畏艰险、敢为天下先的果敢和英勇，这样才能使阳气得到最大程度的张扬，培养其刚猛之气。但是到了冬季，阳气需要彻底的安静和清宁，因此人们这时候就要像怀揣着不能为人所知的秘密或者身负绝世珍宝一样，掩藏起自己的轻狂和锋芒，小心翼翼地守护着自己的阳气，不寻求刺激，不贪功冒进，凡事量力而为，不求尽善尽美。

3.冬季之气宜藏不宜泄

冬季活动量不宜太大，很多人为了追求健身，常常运动地大汗淋漓，或是北方很多人家都有暖气，并且常常烧得很足，人们在家里活动后常常出汗。这些都不利于阳气的潜藏，是对休整的阳气的一种人为的扰动。更有甚者，一些人通宵达旦地玩乐，年轻人仗着阳气旺盛，无所畏惧，但一些中老年人常常引发心脏疾病，甚至出现生命危险。

五行中，冬季属水，和人的肾相对应，如果冬季人们恣肆扰动阳气，阳气不能回复其全部能量，则春季的时候升发不起来，人体会出现筋脉痿软、四肢不温的症状。

冬宜养肾巧藏精

冬季白雪皑皑、严寒逼人，天地之间一派寒冷之气。聆听大自然的声音，用心感悟天地父母的给予的信息，人们就知道在这样的季节里遵循什么样的生活方式才是和天地呼应，才能达到真正的天人合一。

1.冬季如何早睡晚起

人的作息最好和太阳的作息相一致，即天睡我睡，天醒我醒。冬季夜长日短，所以早睡晚起。早睡一般指晚上9点钟就上床入睡。晚起包括两方面的含义。一是指冬季起床不能太早，等太阳出来之后再起床比较好。冬季应该至少睡到7～8点钟再起床，才叫做顺应天时。第二方面的意思是，冬季不要过早起床进行体育锻炼。在寒流光临的天气里，上午10点以前，地表的温度都低于高空中大气的温度，大气的对流运动几乎停止，地表空气中有害气体含量比较高。10点以后，地表温度逐渐升高，大气对流运动又重新开始，有害的空气向高空进行扩散，地面的空气变得清新宜人，此时才比较适合锻炼。

2.冬季如何保暖防寒

冬季要保暖防寒，这也是阳气潜藏需要的主要条件。阳气有保护人体的责任和使命，当机体太过寒冷时，阳气会从体内从潜藏状态转为散发状态以抵御寒邪。从现代科学角度来解释的话，冬季气温低下，会影响人体的内分泌状态，人体内的甲状腺素、肾上腺素会分泌增加，以促进蛋白质、脂肪、糖三大能源性物质的分解，来增加机体御寒所需要的全部能量，这样无形中就造成人体热量散失过多。因此，只有保暖措施采取得当，才能不使阳气过度外泄。冬季保暖的三个重要部位包括头、腹、脚。头为诸阳之汇，腹部为全身重要脏器之所在，且腹部受寒容易产生纳差、腹泻等症状，这样对人体整体状况影响都很大。脚部离人体中心最远，血液循环差，容易受冻，况且人体的肝、肾、脾、胃、胆、膀胱等经脉的重要穴位都在脚部，经脉受寒，相应脏腑也常常功能失调。所以寒风呼啸、冰天雪地的冬季，最好带上帽子、穿上厚厚的棉鞋，爱美的女士不穿过短的衣物，以防止腹背受邪。

冬季的时候，很多人容易长冻疮，冻疮出现的原因主要在血液循环不畅，手背、耳朵、脚等末梢血管分布处出现瘀血最终导致局部组织坏死。尤其在没有暖气的地区，人们手上或脚上出现一个个红疙瘩，遇热即发痒，严重的破溃流水，常常痛苦不堪。下面几个小妙招可以有效防治冻疮。

妙招一：

每天洗手、脸、脚的时候，轻轻按摩皮肤，使皮肤微微发热，以促进血液循环。

手部按摩：两手心相对，轻轻摩擦，接着两手背相对摩擦，或者一手握另一手，交替摩擦，反复摩擦30秒钟。

脚部按摩：端坐床上，屈膝，左手摩擦右脚，右手摩擦左脚，两手交替进行，反复按摩30秒钟。

腿部按摩：端坐床上，双腿伸直，两手从大腿揉捏至脚踝，双腿交替按摩，按摩1～2分钟。

耳轮按摩：用双手的食指和拇指分别捏住耳廓的上部，沿耳轮由上而下轻轻揉捏10次，再由下而上揉捏10次，这样可以防止耳廓冻伤。

妙招二：

适当的体育锻炼。冬季等太阳升起之后，进行适当的体育锻炼可以促进血液循环，维持体温的正常。慢跑、跳舞、跳绳、踢毽子等运动量不大的运动比较适宜冬季进行。

妙招三：

每年易生冻疮的部位也可以用大蒜、生姜、醋等在炉火上煨热，轻擦或敷贴患处，待到有发热的感觉即止。

3.冬季保精育神的重要性

自古古人就有节制房事来养生的传统，因为肾主二阴，主生殖，房事损耗肾中精气。冬季的封藏作用主要通过肾的作用来实现，肾功能在冬季表现得最为明显，冬季肾养护得好，肾气健旺，则人耳聪目明、精力充沛、腰直肤亮，可延缓衰老的进程。"肾为先天之本"，房事过多，肾宅不安，阳气扰动，则不能达到保精育阳的目的。所以房事应该有所节制，冬季更是如此。年轻体壮者房事以一周一次，或两周三次为宜，老年人肾功能减弱，房事三周到一个月一次为宜。具体情况因个人体质不同而有别。总的来说，以第二天自身感觉到精力充沛、心情愉悦为宜，如若第二天精神疲倦、情绪不佳，为房事太过的表现，应适当减少房事。

4.冬季潜藏的饮食原则

冬季要保暖防寒，其中饮食的补充也是保暖的主要部分。人体要增加热量，故以高能食物及温性食物为主，牛肉、羊肉、鸡肉等富含蛋白质和营养物质，且其性温和不寒，可以帮助人体对抗酷寒之气。而且冬季炒菜时也可以多放葱、蒜、小茴香等食材，有温胃健脾的功效。

女性体质较弱，加之每月都有生理周期，定期损失一定气血，所以女性冬季除了多食温性食物以保持体温之外，还要适当多食补血之品，如当归煮鸡蛋、红枣小米粥、红糖生姜茶等等。冬季以封藏为主，多食温补之物，没有上火之虞，但冬季应注意阴液的养护，不能只图身暖，温燥进食过多，结果伤津耗液。所以也要多食用一些阿胶、枸杞、桑椹、熟地、黄精、何首乌等滋阴填肾之品，可以和瘦肉一起煲汤食用，也可以与核桃、花生、小米、粳米、大米、黑米等一起熬粥食用。

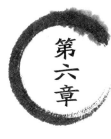

第六章

《黄帝内经》十二时辰养生秘笈：一天之中如何养生

夜半为阴陇，夜半后而为阴衰。

——《素问·金匮真言论》

子时是阴气最重的时候，子时之后，阴衰而阳盛。

十二经脉是首尾相接的内部系统，如环无端，人体气血运行其中，周而复始，源源不断地为五脏六腑、四肢百骸提供充足的营养物质。正如一年有四季，阴阳变化不同一样，一日中，人体十二经脉当值的时间也不同，不同经脉当值，人体的生理需求不同，这就形成了人体的生物节奏。倾听自己身体的声音，按照生物节奏养生，不伤害人体的固有节律，人体气血圆融，则长而健旺，虽无进补名贵之品，但确是一种最自然的生命调补。

一、子　时

胆经当令护阳气

子时是指现代时间的晚上11点到凌晨1点。在子时，古人认为阴气最重，但并非纯阴无阳，任何事物、任何时候阴阳都是一体的。子时阴气最重，但阳气也开始生长，这就是我们看太极图的时候那最黑部分的一丝丝细弱的白色。子时过后，阳气渐长而阴气渐衰，也就是夜晚过去，白天来临的时候了。对人体而言，子时过后，身体中阳气渐渐充盛，人体充满活力，标志着人体从睡眠状态开始进入活动状态。

十二经脉是人体的内部的交通干线，连接着脏腑和肢体关节；为身体的各个部分运送营养物质，同时也是人体抵御外邪入侵的主要防御系统。十二经脉还是人体气血盈亏的调节装置，人体气血虚少时，可以为人体补充气血；人体气血充足时，也可以收纳人体外溢的气血，以备不时之需。

人们常说睡子午觉，为什么子时睡觉那么重要呢？

第一，子时是阴盛阳弱的阶段。《黄帝内经》中云："平旦至日中，天之阳，阳中之阳也……日中至黄昏，天之阳，阳中之阴也；合夜至鸡鸣，天之阴，阴中之阴也；鸡鸣至平旦，天之阴，阴中之阳也。"子时处于合夜至鸡鸣之时，所以是阴中之阴，阴气最重的时候。以"一日分为四时，朝则为春，日中为夏，日入为秋，夜半为冬"，子夜子时对应四季中的冬季，阳气虚弱，潜藏于下，而子时将尽之时，阳气堪堪抬头，进入上升态势。所以子时睡觉非常重要，一方面是为了阳气休整的需要，一方面是为了阳气生长的需要，总而言之，在这个时候如果不休息，很容易损伤阳气，表现在人体中，就是各种各样的不适和病证，而想要通过努力再恢复阳气，年轻体壮、先天体质较好者尚可，中年、老年人却是不宜做到。所以，尽量做到不失，然后才考虑亡羊补牢。

第二，古人养生认为子时应该进入熟睡状态是因为子时为人体十二经脉中的足少阳胆经所主，足少阳胆经从头到脚贯穿于人体全身，相火寄于其中。少阳为一阳，是阳气的最柔弱时的状态，"少火生气，壮火食气"，少阳之相火主宰着人体的主要生理功能。子时睡觉，养少阳相火，对人体的健康和精神状况大有裨益。

足少阳胆经从属于胆腑。胆的功能从现代医学角度来讲，主要在于排泄胆汁于小肠，帮助消化系统对蛋白质、脂肪进行消化。从中医角度来讲，胆腑是"中正之官"，就是主决断的脏腑，其他的脏腑功能都直接或间接受其影响。子时不能安眠，少阳相火虚弱，则胆经、胆腑不养，可能会出现胃纳不佳或厌食油腻，精神不振、容易受到惊吓等情况。

第三，睡眠是阴阳俱补的最佳方式。对于人体来说，阴和阳同样重要，而在睡觉尤其是熟睡状态时，人体才能进入真正的阴阳交合状态，此时，阳抱阴、阴环阳，形成一种最牢固的圆的状态。子时阴盛阳弱，更是阴阳俱养的最佳时期，此时不宜熬夜，也不能行房事，因为房事最为损阴耗阳，严重打乱了阴阳的和合状态，如年老体弱或身体健康状况不佳之人，甚至会出现阴阳逆乱，后果不良。

怎样才能睡好

子时胆经主事，子时的睡眠对胆汁的疏泄很有帮助，胆汁疏泄不利，郁结过久、过浓，就会形成胆结石。人和植物一样，生长激素都是在深睡中分泌的，所以有经验的农民会告诉你，夜晚蹲在地头，能听见庄稼拔节的声音。而现代医学研究表明，人体在晚上9点之后细胞分裂增殖加快，晚上11点左右达到高峰，所以，人体在晚上得不到很好的休息，不仅精神状况不佳，而且影响健康和寿命。战国名医文挚曾对齐闵王说：养生要把睡眠放在第一位，一夜不睡造成的损失，一百天可能都补不回来。

1.按时休息

一定要注意子时睡眠的质量，晚上11点要进入睡眠。个人应依自身情况来定上床时间，如果沾枕即眠，可以晚上11点左右上床准备睡觉，如果平时入睡不快，需要一段时间才能睡着的人，就可以早点上床睡觉，晚上10点或10点半就可以洗漱上床养觉。

很多人认为，反正我也睡不着，为什么要躺在那里，我起来做点事情多好。其实，睡不着觉，即使闭眼在床上躺着，也比起来看电视、工作、学习来得强。大家都知道，肝晚上要排毒，而只有人体安静下来平躺的时候，血液才能回流到肝中过滤排毒。所以睡不着觉的时候，也尽量在床上静静地躺着，不说话，不看书，尽量不再扰动阳气。所谓"闭目养神"，就是闭目不动，把人外在的一些神机活动全部收回来，这样即使没有完全进入睡眠，阴阳没有完全交合，也是对神气的一种敛收，不使其外泄过多。神气外泄过多，则阳气损耗过多，对子时阳气生长有不利的影响。

2.如何调整作息规律

现代社会中，失眠已经成为一种常见病，很多人深受其苦，在中医看来，这和作息没有规律、脾胃不适、气血不足等都有很大的关系。

（1）作息无规律要自我调整。刚才我们已经说过了，每天晚上按时上床睡觉，睡前可以洗个温水澡，冲走一天的疲累，有条件的人还可以用植物精油做按摩，松解神经，舒缓全身，使人体肌肉、神经等都进入睡眠状态。睡前不能做剧烈运动。很多失眠的患者，医生嘱咐每天要有一定的运动量时，他们总是说：有啊，我晚上运动，有时到深夜。剧烈的运动会过分扰动气血，使人血脉贲张，血液循环加快，心率增加，与睡眠的心率减慢、气血减缓运行的状态背道而驰，反而增加了失眠的几率。所以每天白天要保证一定的运动量，晚上尽量不动，只看一些轻松悠闲的杂志和电视节目，少看专业书籍。专业书籍需要脑部保持一定的兴奋性，脑血流加快，这样也是造成失眠的主要原因。情绪可以治病，也可以致病，睡觉前，情绪不宜激动、波动太大，情绪波动太大，影响植物神经系统，从而对心率、血流速度都有很大的影响，使人不容易平静，最终难以按时入睡。

（2）睡觉前不要暴饮暴食或过食辛辣之品，这样会影响脾胃的升降气机而使睡眠质量下降。中医很早就有"胃不和则卧不宁"的说法。胃经和心脏通过经脉相连，胃部不适，也常常使人心烦不宁，则卧不安。睡眠环境对睡眠的影响也很大，如卧室内空气质量不佳，或气温过高，人们也会有烦躁的感觉，不能安然放松入睡。

3.如何缓解缺觉造成的精力不济

现代人睡眠时间明显减少，所以很多人经常感觉精神不济、办事效率低下，对于这种工作忙碌的人，如何恢复精力、走出健康低谷呢？下面这些方法可以一试。

把熬夜、加班的时间间隔开，尽量抽出一天或两天时间来补充睡眠。工作忙碌的白领阶层，不能一周5天都加班熬夜，只等到星期天睡一天来补充缺失的睡眠，这于事无补。最好的方法是每周5天工作日内，挑不忙的一天或两天，晚上不加班，早早上床睡觉，保证8个小时的睡眠时间，尽量延长深睡眠，这样对体力、脑力的恢复都很有好处。挑一天晚起床也是弥补睡眠不足的方法，尽管一些专家警告说，周末睡懒觉会让我们在周末的晚上失眠，但对渴睡的大多数人来说，这种警告是多余的。如果你实在担心因睡得过多而导致后几天失眠，你可以将晚起床的时间限制在双休日的第一天。

中午抽时间打个盹，这样可以保证下午和晚上的工作质量。中午1点到2点，我们身体各方面的机能都处于调整和低谷状态，此时小睡可以帮助身体机能快速恢复，但时间不宜过长，15～20分钟就可以，时间过长，反而更觉得乏困，难以清醒。

借助精神振奋剂。如果有紧急的工作要做，可以借助茶叶和咖啡来恢复精神，但是这样做的代价是，很多人常有胃痛或心慌、心悸的情况出现，之后连续几天都会萎靡不振、精力不济。所以不建议频繁使用。

体育锻炼也是恢复精力的不二法门。因为锻炼之后人体血液循环加快，心率提高，心脑血管含氧量增加，人体的激素如肾上腺素也分泌增多。体育锻炼还会动员肝中的糖进入血液，人体能量供给大大增加。运动还会促使内啡肽的产生，这是一种镇痛物质，会让人产生一种心理愉悦感。所以，适当体育锻炼对人体生理和心理都大有好处，人们可以适时积极进行，是一种天然的促进生命活力的药方。

另外，压力过大也是现代人失眠、无精打采的原因。要选择能让自己开心的方式宣泄疏导压力，重新恢复健康积极的生活状态。如向自己的亲人倾诉、看令人身心愉悦的休闲书籍、旅游、购物等等。很多人压力大，是因为自己给自己的压力比较大，此时你可以适当放慢步伐，问问自己，是否今天一定要完成所有的工作？是否这个月的业绩一定要超过上个月？通过这样的思考，你会发现，很多紧张和压力是自己强加于身，完全可以避免的。放松工作节奏，你会发现，生活很精彩，天也没塌下来。

二、丑　时

肝经当令养肝血

《灵枢·本神》中讲："肝藏血，血舍魂。"中医认为，肝是掌控血液的主要器官。肝脏像人体的血液仓库一样，能够储藏一定的血液，在人体安静血液需要减少的时候，一部分血液会回到肝脏储存，在人体工作或剧烈活动时，血液需要量大，肝脏又可以自动地给人体以补充。肝除了是仓库，还是血液监管器，它强大的控制能力能使血液在血管中正常运行，不溢出脉外而发生出血的情况。

古人非常重视"卧"对肝的重要性。认为人只有睡着了血液才能向肝内回流，肝也才能发挥它的清洁、解毒作用，而人的魂才能在血液安稳、平和的时候得到安歇。如果人该睡不睡，甚至该躺下的时候都不躺，那么血液不能回流于肝，同时肝也会受到损伤，其功能就会降低。人的魂不能得到收藏、休整，渐渐人就会出现精神恍惚、迷离、心神不宁等现象。

丑时指现代的凌晨1点到3点，是足厥阴肝经最旺的时候。足厥阴肝经是肝脏的主经脉，从脚开始，直达头顶。肝经是肝脏联系其他脏腑、行使功能的主要通道。丑时正常睡眠休息，则肝经运行健旺，为肝脏输送血液的功能也就正常。如果肝经得不到正常的休息，肝经通道不通畅，血液不仅难以运送到肝脏，血液从肝脏向眼睛、脚、手、手指的输送也会出现问题，那么这些部位得不到及时滋养，就会因血虚出现功能不正常的现象。如有的人熬夜后，不仅精神恍惚，常常还发现视力严重下降，平时能看见的距离和细小的东西，此时看起来都是模模糊糊的。还有的人出现手、脚无力，走路打飘，拿东西手不稳，东西抓着抓着就会掉下来。

因为肝经连着头顶，所以一些头部的症状也和肝有联系。比如很多中年人、老年人熬夜之后，会有血压升高的情况发生，如果以前就有高血压或血管病变，那么熬夜也常常会导致中风。这是因为，人体没有休息，血液没有正常归位，而是沿着肝经上逆头顶，郁积于上所致。

很多人有梦游的毛病，晚上别人睡觉的时候，他起来忙碌一些事情，但是自己还不知道，做完之后回到房间到头再睡，第二天起来根本回忆不起昨晚的事情，只是好奇，谁干了这么多活？中医认为梦游是魂不守舍的表现，这些人可能因为肝藏血功能出现问题或者血气虚弱不能归肝，致使人体之魂也不能随着血安守于内，不受约束地在人体内飘忽，人体受其指令，也不受控制地做一些匪夷所思的事情。所以，现在有些精神症状，中医除了从肾考虑之外，也常常从肝论治，常收到很好的效果。

肝为将军之官，主疏泄，和情绪关系很大。如果心情不佳、情绪低落，则肝的功能会受到抑制，人们总感觉体内气不顺畅，有的人还感觉喉咙那里有东西堵着，总想叹息。肝的藏血、使血液在血管内运行的功能也会受到影响，出现血液循环不良，某些部位供血不足，甚至出血的情况。忧郁、叹息、心神不宁，魂渐渐不能安于其处，人就会多梦、说梦话，甚至梦游。如果人脾气暴躁，肝气上冲，能上不能下，则上盛下虚，人会感觉头晕、头痛、坐卧不安，有的人还会出现突然的中风。

肝经养护要则

肝胆互为表里，子时睡眠重要，丑时睡眠更重要。肝作为人体的五脏之一，其重要性不言而喻，丑时进入深睡眠对肝的养护非常关键。所以每天要按时上床睡觉，不能熬到凌晨1点钟，更不能熬到2、3点。

除了不规律的作息对肝的正常功能有影响，异常的情绪变化如生气、暴怒及过量饮酒、过度用眼，都会对肝造成不同程度的影响，伤害肝脏正常细胞。

1.防止激烈的情绪对肝经的影响

很多妇女喜欢生气，尤其是生闷气。妇女一般心思比较细腻，稍有一些不顺心，都会造成心情的郁闷不舒，加上中国几千年来的封建文化教育，妇女有了委屈又不能大声嚷嚷发泄出来，就只能这么憋在心里，久而久之，抑制肝气对人体气机的正常调节，肝经运行通路梗阻，肝藏血功能减退，"血海"不冲，任脉不养。这些生闷气的人常常感觉到胸口闷痛，或者胁肋部胀痛，妇女们常感觉喉咙里堵着东西，吐不出来，又咽不下去。肝经绕阴器而过，经过人体小腹的两侧、乳房。所以有些人也可见小腹两侧疼痛、阴部不适、乳房胀痛不适。很多乳癌的患者，几乎都有长期生闷气的经历。肝不藏血，冲脉血虚，妇女胞宫不得养，可以出现月经失调，甚至不孕。

男人生气，常常是爆发性的。这种暴怒和生闷气一样，对肝极为不利。怒为火，暴怒耗损肝阴，会造成阴虚阳亢，暴怒时气血也逆聚于上，这样上盛下虚、头重脚轻，头部容易出现各种病变。另外男性饮酒较多，酒气上行，助长阳亢的气焰。肝胆的运行规律，肝左升而胆右降，酒性湿热，阻碍胆经相火下降，则肝郁生热。

2.防止过度用眼对肝经的影响

人的眼睛为肝所主，肝所藏之血滋养双眼，使双眼明润灵动、视物清晰。反过来讲，如果用眼过度，肝血消耗过多，也会引起肝阴虚衰，对肝经造成伤害。很多人喜欢熬夜看书，甚至通宵达旦，这样最容易造成近视，就是因为晚上本身气血虚弱，此时不适时养肝，反而耗损肝血，血虚不能上荣，所以熬夜者容易近视，中老年人熬夜打麻将者则更易眼花。

但是也有很多人每天睡够8小时、不酗酒、不熬夜，仍然觉得很累，眼睛干涩、眼圈漆黑，整个人无精打采，起色也很差。很多妇女月经不调，脸上的痘痘此起彼伏，长个不停。遇到这种情况时，就要考虑是否是工作或精神压力太大，导致人体免疫力减低，从而使藏血、舍魂的肝出现了问题。还有些人晚上睡觉不踏实，不管什么时候睡觉，总是在凌晨2、3点左右醒过来，这同样也是肝有问题的信号。古人云："病时间时甚者取之输"，丑时睡而转醒，是肝在当值之时给你发出的信号，此时应上正规医院检查，如检查结果无异常，无肝炎、肝硬化等器质性病变，就可以考虑针灸、穴位按摩或中药、饮食调理。

3.丑时肝经保健

肝的养生保健除了按时作息、调节情绪和舒缓压力之外，还可以常常按压太冲穴，它是肝的原穴，即原动力之穴，在足背，第一、二跖骨结合部之前凹陷中，有疏肝解郁、调理气血、化湿通经的功效。很多肝病患者在做针灸治疗时，常根据经脉流注的时间，选择肝经旺盛的丑时进行。如果丑时醒过来，也可以用手指按压一下这个穴位，对肝功能的养护也很有帮助。

4.肝经所主为病

乳房为肝经所主，乳房病变和肝经不利关系密切。现代女性乳腺增生疾病越来越多，这和现代女性的服饰特点、生活习惯及社会压力等影响肝经通畅有很人关系。而乳腺增生这种疾病有癌变的可能，所以乳腺增生患者要注意日常养生，以防癌变。

（1）保持情绪的稳定情绪。抑郁是造成女士乳腺增生的主要原因，因此，释放压力、调节不良情绪是防治乳腺增生的有力措施之一。

（2）规律的生活和作息。丑时睡觉，养血护肝，肝气正常运行则不会形成郁阻。按时睡觉、起床，及时大便，形成人体的生物钟，可以增强人体免疫力，利于五脏六腑的自我调节。规律和谐的性生活可以释放压力、调节内分泌。保持大便通畅能使经络畅通，减轻乳房的胀痛。

（3）控制体内雌性激素。雌激素的增多也是乳腺增生发生的主要原因，因此应该避免大量服用避孕药及使用含雌激素美容用品，禁食用雌激素喂养的鸡肉、牛肉等等。另外，研究表明，肥胖的女性往往体内雌性激素含量较多，所以超重女士应多运动，减少脂肪堆积，改变膳食结构，避免摄入大量的动物脂肪、甜食等。

（4）避免流产。流产损伤冲脉和肝经，会导致肝经所过部位的一系列疾病，而其中最常见的就是乳腺增生。现代医学认为，妊娠时乳腺的导管和腺泡逐渐发育，血管增多，乳房逐渐发胀、饱满、增大，此时若进行人流或产后不哺乳，乳腺就会增生，因此应尽量避免流产，产妇生产后应进行母乳喂养。

（5）乳腺增生患者要定期自我检查并前往医院复查，若发现有变硬、肿块边缘不清、皮肤橘皮样等现象，应及时就医。

三、寅 时

肺经当令养清气

寅时指凌晨3点至凌晨5点，此时为手太阴肺经最旺的时候，肺气主令。肺为"太傅之官"，帮助君主心推动分配血液到身体的各条血脉。血液于子、丑睡眠之时从人体的各个部位回流到肝中休养，人体各个部分只留有少部分的血液，以供基本代谢所需。寅时阳气渐生，人体要从静止状态进入活动状态，肝脏中的血液通过肺重新分配到人体的各部分，所以此时，人体也必须进入熟睡的静止的状态，若此时不能静止，不能让血液按正常规律运行，则会造成血液的分配不均，人的身体状态也会失衡。

寅时肺经最旺，此时也是肺休养的最佳时机。肺为人体的宰相，统管着身体内的血液、津液、气体的分配、正常运输及升降出入。肺的功能正常，则身体的一切工作有序进行；肺的功能失常，宰相对各部门工作监管不力，就容易出现怠工、渎职等情况。尤其呼吸这一宰相主管的部门失去控制调节，人体机能会彻底紊乱，少了内外气体的交换，少了新鲜空气的进入，人体如一汪死水，失去了清新流动，腐败滋生，很难想象这样的身体会有健康和活力。

从五运六气来说，寅属少阳相火，也是阳气初生之时，火虽小，却具有旺盛的生命力，是推动万事万物生长的初元之火。相火在人体中有温煦、推动作用，维持人体的正常运行，保护人体不受外邪伤害。但因少阳为小火，也容易被外邪所伤。再者，此时肺的宣发肃降功能在人体中占主导位置，肺为"娇脏"，寒不得热不得。而凌晨3点到5点，往往比较凉，容易由表入肺，妨碍肺的功能的正常运行，消耗人体尚不苗壮的少阳之气。

很多人在凌晨4点左右就自动醒过来，再无法入睡，这也常常是肺功能失调的一种信息提示。比如很多慢性支气管炎急性发作期的老人，一到早上这个时候常常觉得喉咙里痰很多，或者总想咳嗽，不能继续睡觉，于是就起来咳嗽、吐痰，这就是肺经旺时，排病于外的表现。此时肺气足，能主动地清理肺和气管中的垃圾，如果肺气虚弱，咳嗽咯痰无力，也不会出现咯痰很多的情况。有一些坐月子的妇女，为了下奶，经常会凌晨4、5点起来喝点热粥。食气入胃，转输于肺，补充肺气，肺气充足，脉道流利，血液运行畅通。乳汁为血液所化，血液充足、运行通畅，则产妇下奶及时、充足，可以充分满足婴儿的母乳所需。

寅时也应该是休息睡眠的时候，因为人的作息规律要和太阳相应，一年四季中，即使是夏季，太阳也不会那么早就升起，而且夏季本来睡觉就晚，起床太早，人的气血没有完全恢复。老人和一些有慢性基础疾病的人，长期寅时就起床干活或进行体育锻炼，肺脏还没有完全准备好，其庇护下的心脏也可能会受到牵连，致使功能受损。

肺经养护要则

肺是一个娇气的脏器，因为它是开放的，直接和外界相通的，所以外界环境对肺的影响很大，异常的热、冷空气都会对肺造成伤害，而人体内部环境的变化也会影响肺脏。比如肝火旺盛，经常咽干口燥、双目红赤的人，就会影响肺功能的宣发肃降，该散的散不出去，该降的降不下来，咳嗽痰难出，胸胁胀痛，口干口苦，中医中称之为肝火犯肺。如果人体脾的运化功能失调，水湿运化不出去，也会影响肺的正常功能。这是因为土生金，母病及子，水湿积聚在肺部，也会引起咳嗽，痰多色白，同时兼见消化系统的疾病。

寅时很多人睡不好觉，若是因为肺部病变引起的，应前往正规中医院诊治，扶正祛邪。若是气阴虚弱导致的阳不入阴，阳气易扰动，应从如下几个方面来调养。

1.防止阴虚对肺经的影响

肺阴虚主要的表现是阴津不足，虚热内生，常是因为久病亏耗，身体劳损太过而致。肺阴虚的人从外貌很容易分辨出来，一般形体比较消瘦，常常会自觉很热，以手心、脚心、心口烦热为主，有些人会有颧骨部位异常发红的表现，还有些人不管什么季节，晚上醒来总是一身汗，就是中医讲的盗汗。肺阴虚的人，适宜吃百合、麦冬、枸杞、西洋参、沙参、知母、生地、阿胶等药物所煲的汤，因为这些药滋阴清热，对肺阴虚烦热者效果很好。

日常生活中，食物的性味也不同，根据滋阴的需要，以下食物可以经常食用。

鸭肉：《本草汇》称其"滋阴除蒸"，《随息居饮食谱》对其功效描述为"滋五脏之阴，清虚劳之热，养胃生津"。肺阴虚者宜多食鸭肉，少食羊肉、牛肉等温热之物。

猪肉：《本草备要》记载，"猪肉，其味隽永，食之润肠胃，生精液，泽皮肤。"肺和胃同居上焦，通过经脉相连，肺胃功能的失调常互相影响，肺主皮毛。猪肉性平，是适合所有体质人常吃的佳品。

鸡蛋：鸡蛋对人体的补养作用不言而喻，从古至今都是补养佳品。无论鸡蛋清或鸡蛋黄，均有滋阴润燥的作用，肺阴虚的人食用很合适，而且古代也有鸡蛋和大豆一起煮食补气滋阴的记载。

牛奶：中国古代历代医家都认为牛奶是生津润燥的上品，认为牛奶可以"润肌止渴"，"润皮肤"，"润大肠"，或曰"滋润五脏"，"滋润补液"。牛奶在古代一直是少数民族的饮品，因为少数民族以肉食为主，体内燥热较盛，常饮牛奶可以防燥热伤阴。

此外滋阴润燥之品还有梨、桑椹、燕窝、银耳以及各种水果等。但是要注意，脾虚者不应多吃，以免加重对脾的损伤。

2.防止气虚对肺经的影响

肺气虚可以因为疾病引起，也有可能是身体处于亚健康状态造成的。主要表现为少气乏力，稍稍活动一下就气喘吁吁，甚至上气不接下气；怕冷，天气变化时容易感冒；秋季天气干燥时，皮肤多有不适。肺气虚严重者可能会有咳嗽、气喘、白天容易出汗等表现。

肺气虚者，煲汤可常用黄芪、党参、西洋参、太子参等药材。日常可多食红枣糯米粥、山药猪肉粥、猪肺等可益气补肺。补肺同时注意脾土的补养，土生金，这样也利于肺气的加强。莲子、芡实、山药、大枣等都有健脾益胃的功效，日常可常吃。

人体阴阳平衡、气血充和，则人体脏腑各行其是，不妨碍人体功能的正常进行。因此健康的人只要按时上床休息，没有复杂的情绪变化和强大的思想压力，则可美梦甜蜜，一觉到天明。

3.肺经所主为病

慢性支气管炎是一种常见的呼吸系统疾病，患者多有吸烟史，因此慢性气管炎患者首先应尽可能戒烟，同时还可以通过锻炼、拔火罐、饮食等方面来减缓慢性支气管炎的发作。

慢性支气管炎常选择脊柱两侧、肩胛上区等部位的穴位，如肺俞、膈俞、大椎、身柱、大杼、风门、膏肓、曲池、尺泽等，这些穴位多是肺经或与肺及人体免疫力相关的穴位，在这些部位拔罐，可以激发肺经及肺脏的正气，扶正祛邪，防止慢性支气管炎的发作。

慢性支气管炎患者注意饮食宜清淡，多食新鲜蔬菜如白菜、菠菜、油菜、萝卜、胡萝卜、西红柿、黄瓜、冬瓜等，不仅能补充多种维生素和无机盐的供给，而且具有清痰、祛火、通便等功能；黄豆及豆制品含人体需要的优质蛋白，可补充慢性气管炎对机体造成的营养损耗，又无聚痰化火之弊端。忌食海腥、油腻食物，刺激性食物如辣椒、胡椒、葱、蒜等及过甜、过咸食物也宜少吃，以免刺激呼吸道。多吃具有祛痰、健脾、补肾、养肺功效的食物，如枇杷、莲子、百合、白果仁、甜杏仁、核桃等，有助于症状的缓解。

现代医学研究表明，抽烟的人常喝牛奶，其患慢性支气管炎的几率比那些抽烟但不喝牛奶的人有明显地降低。另外生萝卜、鲜藕、梨子等果菜榨汁有止咳化痰的功效，而且还能补充维生素与矿物质，对疾病的康复非常有益。

人参、鹿茸等补品能改善人的体质，提高人体免疫力，但是慢性支气管炎急性发作时，患者常有痰多、舌苔腻等表现，因此不宜食用这些补品，否则会助痰生湿，食后胸闷气急会更加严重，对患者不利。此外，慢性支气管炎患者还要注意加强体育锻炼，应选择在不过冷、过热的天气锻炼，防止天气对呼吸道的刺激；初始运动不宜太激烈，运动量也不宜太大，循序渐进；运动的地点应选择空气清新之处，呼吸以深长呼吸为主，从而加强肺功能，增强体质，提高机体抵抗力。

四、卯 时

大肠经当令排余毒

大肠是中医的六腑之一，是受纳从小肠而来的食物残渣，再次吸收其中的水分和营养物质，把剩余的残渣转化成粪便，排出体外的器官，在人体中有着非常重要的作用。

很多人认为，大肠就是承纳粪便的地方，承纳到一定的量，然后排泄出去。殊不知，大肠也是重要的消化器官，我们人体中的一部分营养和能量是从大肠而来的。小肠传输给大肠的食物残渣和水分，还要经过大肠的再次去粗存精的过程，才能作为废物排出去。人体所需要的水，绝大部分是由小肠和大肠吸收而来的。大肠的这种功能专业说法叫"大肠主津"。所以在中医看来，很多病和大肠的功能失调有关系。比如，有些人经常有肠鸣、腹泻，而且排泄出来的粪便几乎都是没有消化的食物和水，中医就认为，这个人大肠虚寒，没有重新吸收的能力。如果有的人经常便秘，努力排出来的大便非常干，有的甚至像羊粪蛋一样，舌红苔黄，甚至脸上还长出了很多红疙瘩，这样的人在中医看来就是大肠热气重，严重消耗水分，肠道非常干涩所致。

现在很多人都认为，只有便秘和大肠有关系，别的和大肠八竿子打不着。比如，脸上特定部位经常长青春痘或者火疖、疮痈的人，如果这个部位在鼻翼周围，那就要考虑是大肠病变所致。因为我们都知道大肠的迎香穴就在鼻翼旁。如果一个人经常便秘，而且口干舌燥，喜欢喝冷水，皮肤也不水嫩，给人感觉很粗糙，那么这个人也要从"大肠主津"的角度来考虑治疗。

　　大肠的传导糟粕、排泄大便的作用，不是单独完成的，而是在胃、脾、肺、肾等脏腑作用下共同完成的。肺、胃之气不降，气机阻滞，大肠传导糟粕的功能也会受到阻滞，从而停滞不前；脾的运化功能失常，不能分清泌浊，则精华和糟粕不能分开，一同进入大肠，大肠再吸收不及，导致很多营养物质排出体外，人体逐渐消瘦；肾主前后二阴，有封藏的作用，是对大肠传导的一个缓冲力，缺少了这个相对的力量，大肠的传导也会失常，常常是不分时间地点，想排就排，很多老年人大小便失禁，就是肾气不足，封藏功能减弱，大肠、膀胱不固造成的。

　　卯时是指清晨的5点到7点这个时辰，此时，阳气休息一夜后，慢慢充盈到人体的各个器官，并开启这些器官，使它们开始一天的工作。卯时大肠经最旺，此时阳气的召唤及一夜宿便的刺激，使得大肠蠕动加快，这是让人们排便的信号。排出宿便，接纳新的食物，补充营养，人体要开始了一天的工作。很多人没有养成清晨排大便的习惯，或者是因为太留恋温暖的被窝，或者因为接下来的工作压力，让他们不能把自己宝贵的时间分给这件大煞风景的事情。宿便不除，人们带着昨天的垃圾开始一天的工作，其精神状态可想而知，很多人说我早上不排大便很多年了，也没有影响我什么啊。大家可以想想，大肠有吸收功能，如果大便中还有水分和营养物质，吸收回人体，无可厚非，但若已纯粹是糟粕，此时再行吸收，回到人体的是些什么东西？长此以往，人的身体怎么能不受伤害？

所以，清晨大肠当道时，就让它做一回真正的老大，让它的工作成为此时人体的工作重心，这样于它、于人都有益无害。

对付宿便有方法

白领是高薪、光鲜亮丽的代名词，但是恰恰现代社会亚健康状态人群中白领最多。坐的时间长、没时间运动或懒于运动、饮食太过精细、肉食摄入过多等生活习惯使得白领们出现了各种各样的问题，其中，便秘，口气重，肚腩出现，皮肤水分含量、弹性差以及频频出现的痘痘等，都是白领阶层们的难言之隐。

其实，这些看起来从头到脚的麻烦都来自于宿便在体内的堆积。宿便停留在温度高达37℃的肠道内，超过48小时以上，会发酵产生氨、硫化氢、粪臭素、二次胆汁酸等毒素，这些毒素产生恶臭，经由口腔呼出，就会导致口气很重。这些有毒物质经过肠壁上的绒毛吸入体内，通过血液循环到达肝脏，损伤肝脏的正常细胞，回流到人体血液后使血液酸性化，久之，毒素积累越来越多，就会形成很多慢性疾病。

防止宿便堆积的方法很简单，就是想方设法把大便排出去，不让它在人体中滞留时间过长。

第一，定时排便的习惯很重要。在大肠经最旺、人体最想排便的清晨5点到7点之间起床，喝一杯水，补充一下肠道中消耗的水分，同时也可刺激肠胃，促使其开始蠕动。胃肠有热的人，可以再喝一杯蜂蜜水，滋润肠道的同时，也有清热的作用，然后可以去洗漱，或者准备早餐，使身体稍稍活动一下，促使阳气进一步推动肠道运动，身体健康的人往往都会出现便感，此时进入卫生间，自然就能排出大便。

第二，不要长期坐着不动，每天进行适当的体育锻炼。现代研究证明，运动能改善中枢神经系统的功能。白领工作性质决定了他们每天大部分时间都是坐着，加上现在电子信息技术的发展，计算机的使用普及，人们在办公室里更是不用走来走去沟通、解决问题。白领薪资水平高但时间少，回家基本都是以车代步，上楼乘坐电梯，大大提高了便利性，节省了时间。有的人工作强度大、压力大，也不愿意抽出时间来运动，所以这种不良的生活方式使他们大脑中枢的神经系统协调性变差，这也是不能形成良好排便习惯的原因之一。

因此，体育锻炼应该是白领们不可缺少的生活内容之一。可以每天坚持跑步、骑自行车，也可以两到三天运动一次。如果实在没有时间，也可以在生活中改变一些习惯来达到运动的效果。如适当增加去洗手间的次数；上下楼的时候选择走楼梯；下班后乘车回家时，可以乘一段路，下车走一段等等，生活中这样的机会很多，只要心里有运动的渴望，你一定能找到运动的机会。

第三，改变饮食结构，为卯时排便创造便利条件。食物越精细，越不容易产生大便，常吃肉食，粗纤维摄入少，更是导致不能正常排便的主要因素。因此，便秘的人尤其要注意食物的搭配，主食可以发酵食品为主，如面包、蛋糕、馒头、包子等。因为发酵食品中含有一种比菲德氏菌，是一种有益菌，能促进肠胃的蠕动，同时还有助于B族维生素的合成。糙米、玉米、番薯等都是营养较高的粗粮，同时含有丰富的纤维质，是可以常吃的食物，有时甚至可以取代主食。豆制品营养价值与肉类相差不多，但同肉类相比，却多了丰富的纤维，也是便秘者的必选佳品。蔬菜和水果中纤维及各种维生素含量都很丰富，但是很多人吃水果常常喜欢削皮，吃蔬菜不愿意吃菜梗，这样做会浪费纤维含量最高的部分，达不到清理肠胃的目的。

第四，穴位按摩也是促进大肠排便的一个有力手段。卯时起床之后，喝过清水，如若便感不强，没有强烈的上厕所的愿望，可以躺在床上，按照以下步骤给自己按摩一下，对促进胃肠蠕动很有帮助。

（1）天枢穴位于脐中（神阙穴）左右旁开2寸处，即肚脐左右两边旁开各三指宽处。天枢穴是大肠经的募穴，是大肠之气汇聚之处，按摩此处，有疏调肠腑、理气消滞、消炎止泻、通利大便等功能，是一种双向的调节，既通便，又可止腹泻。

支沟穴位于手腕背横纹正中直上3寸处，两骨之间。取穴时从手腕背横纹处向上量四横指（以食、中、无名、小指四指并拢），此处的两骨间即是支沟穴。支沟穴是便秘的特效穴位，常常按压刺激这个穴，可宣通三焦经气、调理肠腑、通利大便。

关元穴位于人体"阴脉之海"的任脉、肚脐之下3寸的位置，即在肚脐下四指宽之处，又称为下丹田，按摩此处具有培补元气、强壮身体的作用。

按摩腹部穴位时仰躺在床上，双手叠放，将手的大鱼际紧贴腹部，放置在相应穴位上，按照顺时针方向轻轻揉按，力度适中，每个穴位按压3~5分钟。

（2）人的气机运动，左升而右降。按摩完穴位之后，可以按摩腹部两侧肋弓处，按照左升右降的顺序，左边从下往上轻轻揉按，右边由上往下轻轻揉按，反复3~5分钟，可以助阳气，宣通人体气机，使大肠经气血通畅，调节大肠功能。

按摩之时，应闭目凝神，全神贯注于自己的双手及体内的变化，这样才能意到气到，气随意动。

五、辰 时

胃经当令靠食养

胃是人体中容纳食物的器官，上边连着食道，下面通着小肠，在中医理论中，胃被称为"水谷精微之仓"、"气血之海"，和脾一起被称为人体的后天之本。在《黄帝内经》中，对胃的地位评价很高，认为是五脏的根基所在。

胃是直接承纳食物的地方，因为食物在胃内有短暂的停留，然后再输送到全身，日复一日，年复一年。科学家们想知道人一辈子消费多少食物，做了一个有趣的运算，结果是一个活到60岁左右的中等体重的人，一生中要摄入大约75吨淡水、40万立方米空气、17.5吨糖类、2.5吨蛋白质、1.3吨脂肪。人的胃看似很小，但在这样的数字面前，我们就知道人一辈子中，胃的负荷有所大，这还不包括人心情不好时发泄性的进食。所以古人形象地把胃称为人体的仓库以及容纳食物的海洋。

胃不仅是被动地接受食物，中医认为，胃还要通过一定的运动腐熟食物。所谓腐熟，就是把颗粒状的食物磨碎成利于人体吸收的糊状物质，并且在运动的过程中，把食物传送到小肠里，以利于小肠的进一步吸收。所以，现在很多人说胃动力不足、食物堵在胃里下不去云云，就是胃运动失去节律性，或者干脆不运动，或者胃酸分泌不足，导致吃下去的大块食物梗在胃里，不能磨成食糜。胃的动力不足，胃的传输功能也受到影响，不能把食物有效地运送到小肠里，所以胃里总是感觉满满的，有撑胀的感觉，或者表现为食欲不振、胃痛、打嗝酸臭味等，这常常是因为没有定时进食，打破了胃的生物钟，或者进食太频繁，胃休息不够，或者进食寒凉之物太多，伤害了胃的阳气，以致胃动力不足，不能完成其腐熟的功能。

胃和脾的作用方向正好相反。胃是向下的作用力，使食物、气体向下而行，如果胃受到伤害，则消化系统中的食物和气体向上而出，不能向下传递，不利于人体吸收，也不利于将营养物质通过脾的运化输送到人体的其他部位。胃和脾都是属土的脏腑，但是胃为阳，脾为阴；脾喜燥恶湿，胃喜湿恶燥，脾胃一升一降，一燥一湿，阴阳结合，互相接济，形成一个完美的太极系统。脾不喜欢湿气停留，所以要保护脾的阳气，使水湿得以化。胃不喜欢太干燥，因为胃对食物的腐熟作用，不仅需要胃的阳气充足、动力强劲，还需要一定的津液濡润，这样才能把食物化成糜状，而胃的下降之性，决定了胃里存不住水液，加上胃是阳土，胃阴容易受到伤害，因此胃阴比胃阳更容易受损。

中医非常重视人胃的功能。中医把脉、看舌苔，经常以辨别胃气的强弱为重点，尤其对于重病的人，更是如此，正常人胃气充足，表现在脉象上就是和缓有力，不紧不慢，舌是淡红，苔是薄白，这才是健康的标志。所以，中医常讲"有胃气则生，无胃气则死"，在诊病治疗中，特别重视胃气的顾护，即使胃阴不足，胃中有热，也不过用苦寒伤胃之品，这样只会加重病情，使患者预后不佳。

不吃早餐害处大

辰时是足阳明胃经当值的时间，此时胃经最旺，应该进食早餐。很多人说起床后没有胃口，那主要是因为起床时间太晚，身体还没有从睡眠的静止状态完全恢复过来，因此早上起床不能太晚，否则匆匆忙忙洗完脸，赶往公司或学校，肠胃的要求被排到了其次，甚至常常被忽略，这样长期以往，对身体影响很大。

1.对消化系统影响较大

人体前天晚上进食后，到第二天早上，已经将近10个小时没有进食，此时胃里的食物已经排空，若辰时足阳明胃经旺盛的时候还不进食，胃里分泌的胃酸已经各种消化酶就会腐蚀胃和十二指肠的黏膜层，长久如此，消化系统的黏膜层就会遭到破坏，细胞分泌黏液的正常功能也会紊乱，这样影响消化功能，而且很容易造成胃溃疡及十二指溃疡等消化系统疾病。

2.对大脑影响较大

人的大脑重量只有体重的2%~3%，但脑对营养的需求占人体总需求的20%~30%，脑力劳动者更是如此。研究表明，人大脑的血流量为每分钟约800毫升左右，耗氧量为每分钟45毫升左右，耗糖量为每小时5克左右。青少年的脑组织正处于发育期，对营养物质的需求量相对比成人还高。如果早上不吃早餐，大脑缺血、缺糖，脑的活动功能就会受到影响，人会感到倦怠、疲劳、精神不容易集中，记忆力减退，长久如此，青少年会出现脑的发育障碍。工作忙的上班族不吃早餐，大脑对植物神经的调节紊乱，内分泌失调，进而可以引起脏器功能失调。年轻时，人体有很强的代偿能力，暂时看不出来什么，但若如此透支下去，到了老年，身体基本储备耗尽，代偿不及，各种慢性病、老年病全部会暴发出来。

3.不吃早餐更容易肥胖

很多年轻人怕吃得多，身上脂肪多，影响外在形体，所以常常不吃早餐，到中餐和午餐的时候，饿得不行，就大吃一顿。殊不知这样更容易造成肥胖。据悉，日本培养的相扑选手时，就是采取不让其吃早餐只吃午餐和晚餐的方法来催肥的。因为人体是个智能的系统，人体一旦意识到营养匮乏，首先消耗的是碳水化合物和蛋白质，最后消耗的才是脂肪，因此，早餐很重要，早餐、午餐和晚餐的比例最好是3：2：1，在胃经最旺的辰时吃早餐，有利于消化吸收，并且能在上午体力最旺盛的时间内消耗掉，不容易导致肥胖。

4.长期不吃早餐容易导致中风

现代医学研究证明，长期不吃早餐还会使胆固醇、脂蛋白沉积于血管内壁，导致血管硬化。因为人在一夜的睡眠中，呼吸、出汗等使身体的水分大量丢失，但又没有及时补充，早上起床后，人的血液比较黏稠、血流缓慢，血液中的一些物质容易附着在血管壁上，形成血栓，如果早上再不吃早餐，以稀释血液、促进血液流动，人们照常工作、学习，交感神经兴奋，使血压升高，这些栓子就很可能脱落，堵塞脑血管，引发中风。

因此早餐要定时定量，不仅要吃饱，更要吃好，这样才能使身体更健康，精力更充沛。早餐要搭配合理，以碳水化合物及蛋白质为主，辅以一定量的水果。早餐食物的性质要温凉适当，既不能燥热，伤害胃阴，更不能过于寒凉，损害胃阳。很多人早餐以果汁为主，这样做是不对的，果蔬类性质以凉润为主，辰时胃经旺盛，胃阳浮露，此时过饮果汁，不搭配其他平性或温性的食物，如面点、花生酱、鸡蛋等，长此以往，只会造成胃阳的损伤。

5.早餐的选择

每个年龄段营养需求侧重点不同，但总的说来，含丰富的蛋白质、矿物质及维生素的食物是首选。

中国人的传统早餐是馒头、油条、包子加粥或豆浆、豆腐脑等，南方人还喜欢吃肠粉和糯米鸡。这种搭配，营养丰富，可以满足基本热量所需，油条和糯米鸡相对比较油腻，减肥人士可以少吃。外国人早餐喜欢吃一点水果，中国人相对没有这个习惯，对于处于成长发育期的青少年来说，富含维生素的水果的补充也很重要，但不要吃完早餐就马上吃，因为水果中的酸性物质容易和食物中的矿物质及蛋白质等结合，影响人体对其他食物营养物质的吸收，而且饱腹时吃水果，人体对水果中的纤维素、半纤维素及果胶等物质的吸收也会大大降低，从而加重了胃肠的负担。

因此，青少年和上班族可以把水果拿到学校或办公室，在中间休息的时间吃掉，这样既不影响工作学习，又对健康有益。

很多胃部有疾患的患者害怕吃饭，如此下去，只会形成恶性循环。俗话说：胃病三分治七分养。早餐吃的好，无形中就是对胃的一次按摩和调养。因此做早餐时，可以用一些对脾胃有好处的食材，比如大枣、山药、扁豆、莲子、猴头菇等，用这些东西熬粥来喝，是非常不错的早餐选择，主料可以用小米、粳米、糙米等。小米有暖胃、安神的功效，粳米滋阴养中，糙米富含各种维生素。胃寒的人，可以适当加一点生姜丝；胃燥热的，可以加一点银耳、雪梨等滋阴润燥之品。

六、巳　时

脾经当令促消化

脾和胃同属中土，吃完早饭后，食物经过胃及小肠的消化吸收，其中的精微物质都储存在脾中，脾发挥它的运化作用，把这些人体所需要的精华物质上输到肺中，然后由肺再布散到全身。

吃过早餐的人，上午通常会感觉精神奕奕，头脑清楚，脑力和体力都达到一天中的顶峰，尤其在上午的9点到11点，聪明的人都会把重要的事情或者比较难解决的问题放到这个时间段来处理。这是因为此时是脾经最旺的时刻，脾经旺，脾的运化功能就好，脾的运化功能好，进入人体的水谷精微就能被人体有效利用，从而为人体的五脏六腑及头脑、四肢提供充足的能源，使其动力十足，运转出一天中的最好成绩。

上午9点到11点，人的头脑清晰，做事条理性强，决断力和判断力都处于最佳状态，还因为脾的升清功能在此时得到了最好的体现。脾的作用力是向上的。人体中凡是向上的生理现象，都有脾的参与。比如脑力活动的敏捷与否，就和脾的升清作用紧密相连。脑位于人体的最高处，也需要精微物质的供应充养，因此要把大脑所需要的营养提供给大脑，必须依赖脾的上升作用，而且升的是物质中的轻清部分，是阳中之阳，最精华的东西。而正是因为上午是人大脑最清晰的时候，所以各级教育部门一些最重要的考试，也都是安排在上午举行，这样对考生有利，避免了生理因素对成绩产生的影响。

反过来讲，人们有时觉得很累的时候，大脑都会出现沉重、迟钝感，这也可以从脾的功能不健运角度来考虑。脾本身也是比较脆弱的一个脏器，人的很多行为都可以伤害脾气。比如人暴饮暴食之后，常常会有大脑昏昏沉沉的感觉，用现代医学来解释，是因为人吃的过饱时，血液会集中到胃部，帮助保持胃动力，促使胃的消化功能正常进行。中医认为，吃的过饱，胃受影响难以通降，脾胃相互为用，胃气不降，脾气也不升，脾的升清作用受到阻滞，不能使轻清精气上输于脑，于是人会觉得头懵、昏沉，睡觉的欲望非常强烈。

脾主四肢，人体能承受的正常范围内的体力劳动，对脾功能有促进和加强作用，但是若体力劳动太过，人过于疲劳，就会反过来对脾胃功能形成负面影响。很多体力劳动过于繁重的人，总是胃口不佳，一副有气无力的样子，还很容易头痛，而这种头痛休息之后就可以得到缓解，这就是因为劳动强度太大，伤害脾气所致。有些从事超出自己体力范畴的劳动的女人，还可能会有胃下垂、子宫下垂等情况，这也是脾气受伤，不能升举，体内脏器因而下垂。对于这种患者，不要仅仅考虑手术治疗，如很多子宫下垂的女人都喜欢选择手术治疗，这样治标不治本，应同时运用中医进行调理，恢复脾气。

脾的统血的功能，也是和它的这种升清作用分不开的，脾气正常，血液不致倒行逆施，从而溢出脉外。很多脾虚的患者都有容易出血的倾向，如很多人容易皮下出血，或者尿血、便血、崩漏等，同时还有神疲乏力、纳少、头晕、嗜睡、四肢倦怠、大便稀等症状和表现，这样的人治疗和调养就要从脾胃来考虑。

防止寒凉对脾经的损伤

上午9点到11点的巳时，是脾经健旺之时，此时既是人体状态最佳之时，也是容易伤害脾阳的时刻。阳气隐藏得深，对其的伤害，不能动其根本，当阳气完全暴露之时，反而是最易受重创之时。

很多人在这个时候喜欢吃点零食，补充一下体力，同时缓解一下工作、学习的压力。尤其在炎炎夏季，白领们此时可能会喝一些冰凉的饮料，家庭主妇们则打开冰箱，拿出冰镇的西瓜，学校里的学生，可能会买个冰激凌消消暑。这样看似平常的行为，却可以悄悄地带走你脾脏的阳气，兜头的寒凉下去，脾脏阳气甚至可能一蹶不振，轻者面对午饭食欲全无，重者则已经跑了好多次卫生间。

所以巳时养生最重要的一点，不要人为地伤害脾脏的阳气。脾上输精气、运化水湿，需要强大的温煦及推动力量，人体的阳气随着年龄的增长，又处于不断的消耗当中，因此脾脏其实一年比一年疲惫，此时若再人为伤害，无疑雪上加霜。

不吃寒凉是一个方面，不过于接近寒凉也是保护脾脏的一个重要方面。古今医案中，常常有这样的案例，不分季节在水里或冰上作业的人，除了四肢关节病变外，脾胃的虚寒也是常见的现象。如一名在冰库工作的正值壮年的工人，常年腹泻，而且觉得身体越来越沉重，懒得动弹，于是去找当时很有名的一位老中医诊治，老中医四诊合参后，诊断为脾阳虚弱，建议其辞掉这份工作，从事别的工作，这个工人听从了老中医的建议，转行做别的工作，身体也渐渐恢复了健康。因此环境对脾也有间接的影响，所以中国人一直很注重环境对健康的作用，比如，古语中就认为人的睡床对着卫生间对健康不利，究其原因，实是卫生间常常处于一种潮湿的状态下，人的脾喜燥恶湿，常常睡在卫生间对面，水湿天天侵袭人体，日积月累，对人的脾阳的伤害不言而喻。

外国人对环境和人体健康的关系的认识，远没有中国人那样深刻。古人讲究居处的干燥、温暖，卫生间建在远离卧室的院子角落里。而现代人追求所谓高尚的生活，吃、穿、住、行各方面，都在极力向西方国家看齐。卫生间和卧室建在一起，就是外国人的发明；外国人为了追求一种波动的舒适感，喜欢睡在水做的床垫上，不论季节，喝凉牛奶、饮料中加冰、吃冰冻的冰淇淋；外国人前卫大胆，暴露的穿着比比皆是；科学技术带给人们的便利，使人们舍弃了很多体力劳动的机会，家务用机器，出门有车代步。现代社会中国城市里的人，生活状态和外国人差不多，这样的生活方式，每样都对脾脏不利。

以前的女孩子月经初潮之后，奶奶、姥姥就会告诉她，女人那几天的禁忌。月经期间，女人气血虚弱，此时不宜吃生冷的东西，最好不吃水果；不要衣着单薄，要注意保暖；不用冷水洗手、洗脸、洗衣物，即使很脏，也要挺过那几天；月经期间也不能劳累，要好好休息，睡眠充足。这样代代相传的简单朴实的保健知识饱含了我国古代人民的智慧。生冷的食物直接伤害脾阳，冰冷的水间接伤害脾阳，而休息不够更会使脾虚加重，从而导致脾不统血，月经可能会淋漓不尽，严重者甚至会导致妇科疾病。但是现代的女孩子无所顾忌，照吃、照穿、照洗、照玩，因此现代的妇科病越来越年轻化，而且不孕的几率也远远超过了以往。

美丽女人从健脾开始

美丽是女人一生最大的课题，但是随着年龄的增长和角色的转化，女人们发现自己的身体开始悄悄地"下滑"。女人最早注意到的是自己的脸。年轻时的脸紧致、光洁，不知道从没有睡好觉的哪一天起，女人发现自己鼻翼两旁脸颊的肌肉呈现出下降的弧线，鼻翼到嘴角的连线也变明显了，为了消灭这衰老的最初迹象，女人们奔命于各个名牌化妆品专柜之间，时间花了很多，金钱贴了不少，但是肉肉的弧线却没见上升，还是大喇喇地斜划在那里，似乎在嘲笑女人们那一厢情愿的无用功。渐渐地，随着时间的推移，乳房、臀部这些最能体现女人魅力的部位都开始背叛女人，纷纷出现了下滑的趋势，等年龄到了一定的时候，比如50岁，女人会发现，自己最引以为傲的杏仁眼也慢慢变成了三角眼，此时女人彻底绝望了，为什么号称功能那么强大的化妆品却不能为女人多留几年青春呢？

其实女人各个部位的下垂，不能仅仅从外在皮肤的角度考虑，脾主肌肉，脾气升清，所以凡是人体器官的下垂，都可责之于脾。因此，从脸上的肉肉开始有下垂迹象时，就应该反思一下，是不是自己最近的生活方式出了问题？如果日常生活中没有人为损耗阳气的行为，主要是因为年龄的关系造成的阳气虚弱，那么应该从以下几个方面来入手调理，以期延缓衰老的步伐。

1.生活方式

这些我们在前边都已经讲过，注意饮食起居不能过于寒凉，以过多消耗人体阳气。气养则壮，用则消，多注意休息，不能过度劳累，以损伤脾气。很多人喜欢运动，几乎有时间就泡在健身房里，每天下班虽然很累，都要在健身房里挥汗如雨，这种锻炼方式，表面上看起来很健康，其实是在透支人体的正气，这也是很多健身教练步入中年后疾病缠身的原因所在。现代科学研究表明，锻炼太过也会容易使人产生过量癌细胞，导致癌症疾病的发生。

2.饮食保健

温阳养脾的食物很多，如山药、莲子、芡实、栗子等，对脾都有很好的补益作用。脾阳喜温喜燥，所以脾阳虚的人，也可以吃一些温热的食物，如葱、姜、蒜、花椒、辣椒、小茴香、白蔻仁、羊肉、牛肉、干姜、红参等等，但是要注意，太过温燥，火气太大，反而会吞噬人体的正气，使人感觉四肢无力、疲乏、头脑发懵等，这是温热太过伤害脾气所致，因此，温补阳气也应适当进行，如果已经有上火迹象，如口舌溃疡、大便干结等，应停止食用温补类食物，改选润燥降火的银耳、绿豆、莲藕、百合等食物，牵制人体内的阳热，使其刚刚够人体所用，又不消耗正气。

3.适当的肌肉练习

脾主肌肉，适当的肌肉练习对促进脾气正常功能也很有好处。女性朋友们早上洗完脸后，涂上护肤品，然后轻拍双颊，这样既促进血液循环，又紧致了脸部肌肉，每次拍两百下左右，力度适宜，以不感觉疼痛为佳。乳房下垂的女性，每天可以做一些简单的哑铃练习，以强健胸大肌。练习时以50个为一组，每次3组，左右手交替进行。臀部的联系主要在于收紧臀部肌肉，持续几秒，然后放松，逐渐延长收紧时间，这个联系随时随地都可以做，比如在办公室坐时间久了，可以有意识地进行几次臀部肌肉练习，长此以往，在肌肉得到训练的同时，脾气的升举功能也得到了锻炼和加强，从而延缓了身体重要部位的下垂，整个人看起来紧致结实，活力十足。

七、午　时

心经当令安心神

心脏管理着人全身的血脉，是人体血液循环的总动力机器，而中医认为血液也是通过心脏的赤化而产生的，人的血液的变化和心脏的关系很大。同时中医认为人的精神活动是由心来决定的，认为心的功能正常，人的精神意志等就正常；心的功能异常，人的精神意志等也会出现相应的变化。一个很明显的例子，很多做心脏移植手术的医生都有过这样的经验，他们的患者换过心脏之后，常常有一种精神、心理异常的现象出现，甚至前后判若两人。比如外国曾报道一个做过心脏移植的患者，手术后一个陌生女子来看他，他总觉得很亲切，但同时又夹杂着一种悲伤的感觉，他对自己出现的这种莫名的心理变化也感到不可理解，不知道为什么会这样，后来通过他的主治医生才了解到，那位来看他的女士是他心脏前主人的太太。

中国也同样有这样的例子。某医院做了一例心脏移植的手术，患者是位大学教授，手术前虽然饱受病痛的折磨，但是待人接物彬彬有礼、温和谦虚，移植了一个枪决的犯人心脏后，该教授情绪变化很大，常常在病房里大声喝骂周围的人，他的妻子不堪忍受他的粗暴，多次痛哭流泪。虽然心主神明在现代科学中没有得到有力的证实，但是这些或轶闻或真实的事情却从侧面证明了心对人的精神意志等有一定的影响。

上午11点至下午1点钟是人体手少阴心经最旺的时候，心脏是人体中不会阳气过剩的脏器，对于心脏来说，阳气多多益善，心脏的生命力越旺盛越好。所以心脏经过一天的运动，到午时心经当值，需要耗损的心阳最多，应该给予其一定的休息，使其阳气充盈的同时得到充分的休养，这样既使心阳得到充分的张扬，也保护了心阳，使其免于过多得损耗。

从另一个角度来讲，午时睡觉也是对心阴血的养护。因为午时阳气最盛，但也是快走到尽头之时，此时阴就开始升发，以致渐渐壮盛，正如秋冬来临时一样，天天渐渐变冷，此时阴气当道，故应养阴为主。所以午时睡觉不仅能养护心脏的阳气，还是对心阴血的一种养护。人们熬夜工作、学习，心阳气化心血为人体的劳动提供动力及能源，心阴血为物质基础，它的虚少，直接导致阳气的不能潜藏，从而也就使得人的神明没有依据和归宿，所以容易造成心阳浮越于外，心神不敛，这种情况下，轻者难以入睡，或睡着了梦多易醒，重者则会出现精神及心理疾患。

因此午时休息一会，对人体健康有积极的作用，但是睡觉时间也不宜过长，因为短时间的睡眠，阳气可以很快升发出来，人体可以迅速恢复精力充沛的状态；长时间的睡眠，阳气潜藏比较深，再次升发所需要的时间也比较长，因此反而可能导致人整个下午都感觉疲乏无力，到了晚上却异常有精神，这样更不利于正常的工作、学习和生活。

睡好午觉人不老

有效的午休可以改善大脑代谢的情况，使一个上午劳累的脑神经得到休息，获得更充分的新鲜血液和养料，而规律的午休可降低心绞痛、脑梗死发病率。现代医学调查研究表明，排出其他因素，有午休习惯的国家心肌梗死的发病率要远远低于无午休习惯的国家。为了达到最大的促进健康的目的，午休应注意以下几个方面。

1.午休时间选择

午休时间以30分钟左右为宜。很多人认为，中午睡觉时间短，没有很好地解除身体的疲乏，其实中午卧床休息20分钟至半小时，就可使身体绷紧的肌肉和神经得到舒缓，大脑血流量和含氧量增加，人体从疲劳的状态中解脱出来，重新恢复活力。午睡时间过长，反而使人头昏脑涨、四肢无力。而且午休也应该有规律地进行，不规律的午休会导致人体"生物钟"的紊乱，原本血管状况就不佳的亚健康状态人群，不规律的午休，有时睡、有时不睡，有时睡的短、有时睡的长，这样反而使人体激素分泌紊乱，刺激血管壁，加重血管病变。

不能在吃完午饭后马上躺下午休，因为酒足饭饱之后就马上躺下，影响胃腐熟食物的功能，而且胃以通降为用，躺在床上，胃气通降不利，食物不能很好地输送到下一个消化系统，从而使食物在胃中停留时间过长，出现嗳气、反酸等症状。在湿气比较大的天气尤其如此。正确的做法是饭后静坐10分钟，或者缓缓散步10分钟，然后再卧床休息。

2.午休注意事项

季节不同，人午休时候的注意事项也不同。初春、深秋及冬季，天气较冷，此时午睡应该注意防寒保暖，防止外邪对人体的侵袭。夏季温度较高，人们出汗较多，人体的血液较黏稠，电解质及微量元素流失较多，此时午休的注意重点在于防止高温，以防血液黏稠及水电解质不平衡造成的各种疾病，老年朋友及有基础疾病的人更应该注意。睡前如觉得口渴，应喝杯水，补充消耗出汗对人体造成的消耗后，选择通风阴凉处休息。

睡眠专家建议睡觉姿势的选择以仰卧为主，仰卧与侧卧交替互换，应尽量避免俯卧。这是因为仰卧时，内脏器官互不相干，不会移位或者互相挤压，侧卧影响亦不大，俯卧却使身体受到压迫，呼吸系统及内脏受挤压，人会感觉呼吸不畅等不舒适感。

枕头高度的选择也很重要，有些人喜欢睡较高的枕头，有些人喜欢较低的枕头，其实枕头以仰卧时高6厘米到10厘米，侧卧时高13厘米到20厘米为宜。太高，颈部不能保持正常的颈椎生理弯曲度，会使颈椎负担过重，易导致落枕，也有可能出现颈椎病等，以致使人感觉颈部酸痛、头痛、头昏，从而导致失眠。枕头太低会使头面部充血浮肿，同时头部充血也容易使人更不容易进入睡眠。其实个体情况不同，枕头标准也应有所差异，一般来说体型较胖者，枕头相应选择较高些的款式；体型较瘦者，枕头则相应要选择矮些的款式。

3.补血有助睡眠

阴血是阳气及神明潜藏的物质基础，阴血虚弱，阳气和神明也不能归位，这也是很多人不能正常睡觉、神经衰弱、失眠多梦的原因。午休睡不着的原因也和此相关。因此，一些心血虚的人，其主要表现是心慌心悸、失眠多梦、眩晕、健忘、面色淡白无华或萎黄、口唇色淡、舌色淡白、脉象细弱时，就应该从补心血角度入手来达到安睡的目的。

龙眼肉（桂圆）是补益心血的佳品，性温、味甘、无毒，入心脾二经，药食两用。中医常用此物来补心血、宁心安神。常见的桂圆补品的制法是：

桂圆枸杞黑米粥：桂圆肉100克，枸杞15克，黑米适量，放入锅中开小火同煮，直到黑米煮烂，加入冰糖适量食用。桂圆、黑米皆是补血之品，枸杞滋肾补阴，三味同煮，补血滋阴，尤其适合于老幼和体质虚弱者食用。

4.按摩有助睡眠

常按摩穴位对促进睡眠，改善睡眠质量很有好处。许多失眠的人，可以试试以下这些穴位，经常按摩，可以宁神安眠，帮助入睡。

（1）神门穴：神门穴位于手腕掌侧横纹向体内一侧凹陷处。神门是手少阴心经的原穴，"五脏有疾取之十二原"，所以神门通治各种心脏功能失调导致的病证，该处穴位按摩效果较好。

（2）内关穴：内关在前臂手掌这侧，腕横纹上约3横指处。内关是属于手厥阴心包经的穴位，心包经有代心受邪的作用，所以心包经和心脏的功能关系密切，且内关是五脏的关口位置，按摩这个穴位，对五脏功能的协调都有促进作用，此处穴位可以艾灸，也可以按摩。

（3）百会穴：百会穴在人体最高处，位于头顶上，取穴时两手张开，手心向内，拇指抵住两耳最高处，两中指交界处就是百会穴。百会是手三阳经、足三阳经、足厥阴经、督脉的交会处，通常所说的"三阳五会"就是百会。用艾条灸百会穴就可以治疗失眠，将百会穴周围的头发分开，让头皮充分露出来，点燃艾条，在离头皮2厘米左右处温灸，每天晚上灸10分钟左右，有利于入睡。

（4）安眠穴：安眠是治疗失眠的经验效穴，属于经外奇穴，简单取穴，是在耳垂后窝和同侧发根际角的连线中点，可以按摩，也可以用艾条艾灸。

以上穴位按摩通常进行3~5分钟，每天1~2次。也可以用艾条温灸，每个穴位灸10~20分钟，睡前按摩或艾灸效果较佳，入睡困难、心神不宁的人坚持按摩或艾灸1周左右就会起效。

八、未　时

小肠经当令辨清浊

　　小肠也是收纳水谷食物的地方，但是小肠接收的是经过胃腐熟、磨碎之后的食糜，食糜在小肠中经过小肠的消化吸收并分化成不同的物质，再被输送到不同的脏腑。这就是中医中说的小肠的分清泌浊的功能。小肠可以将胃传导来的谷物，分为清浊，清者上输于脾，浊者下注于大肠。如果小肠气虚，蠕动不利，精微之气难以入脾，浊物也难以下注大肠，则形成便秘。因此现代很多人的便秘，不完全是因为大便干结、大肠实热所致，还有很多情况是患者明明感觉自己有便意，但就是觉得力气不够，推不出来，这种情况下，我们就说该患者便秘病位不在大肠，而应责之于小肠。

　　小肠和心相表里，通过经脉紧密相连，因为它们的关系如此密切，所以它们的功能也相互影响，比如我们经常说的心移火于小肠，就是指心火旺盛、口舌生疮的时候，可以通过清小肠、利小便的方式来解决。而心气虚的时候，对小肠有什么影响呢？那就是心气虚，小肠气也虚，小肠泌浊功能受到影响，食物残渣不能有效地输送到大肠中去，从而表现出来的就是推动无力，大便难下。

　　对于这种情况，首先要注意对心气的护养，不能过劳，耗伤心气，进而可以用一定的方式和手段补养心气。火生土，脾胃又为后天之本，与小肠同属消化系统，因此小肠的补养和脾胃的补养也是紧密相连，不可分开的。肾中元阳统管人体的温煦、气化作用，肾虚功能衰弱，小肠气化同样受到影响。因此小肠的补养不是直接补小肠，而是从与它关系紧密的脏腑补起，从而推动小肠功能的正常运行，解决人体的吸收和排泄两大问题。

　　未时是下午1点到下午3点之间，未在五行中属土，土主中央，主消化系统。未时小肠经最旺，小肠的消化吸收功能最旺盛，因此此时进食，契合人体生理规律，也符合天地自然的时间规律。

　　早餐要吃好，午餐一定要吃饱。午餐在人体营养需求结构中，也扮演着重要的角色。在三餐中来说，午餐起承上启下的作用，对于的体能消耗需求来说，整个下午劳动的能量需求几乎都来自于午餐。古人一天一般吃两顿饭，而他们对于午餐更重视，午餐的饭菜最丰盛，而且午餐的摄入量也是一天中最大的。和现代社会人们都普遍重视晚餐不一样，古代上至君王宴请重要宾客，下至普通百姓的红白喜事，午餐都是最重要的一环，由此可见古人的饮食观。未时是太阳上升最高、阳气最盛之时，此时人体营养物质的消耗最大、需求也最大，加之阳气刚猛之性的缘故，此时进餐量大，容易消化，吸收也较好，对于一个健康的人来说，几乎不用考虑食物的偏性对人体的影响及脾胃的损伤。中午之时，一天刚刚过去一半，阳气渐渐收敛，人的活动量却没有减少，这样也间接促进了午餐的消化吸收。所以很多体质寒凉的人，想要吃水果时，医生都建议中午阳气最盛、小肠经当道之时来吃，这样吸收好，对人体影响最小。

中午饱，一天饱

午餐是一日中主要的一餐。由于上午体内热能消耗较大，午后还要继续工作和学习，因此，不同年龄、不同体力的人午餐热量应占他们每天所需总热量的40%。现代社会生活节奏快，很多人午饭时间不充足，因此常常不重视午饭的摄入品质。据调查显示，出外进食午餐的人群中，超过七成人习惯于在茶餐厅及快餐店用膳，而茶餐厅和快餐店，为了保证口味，总是用过量的油来炒菜，或者放入大量的调味品，所以外出解决午餐的人，摄入高脂肪食物的机会远远大于在家里就餐或者自备午餐的人。长久以往，这种饮食对心脑血管均有一定的伤害。因此，没有条件在家享用午餐的人，可以采用自备午餐的方法来保证午餐的营养和质量。

1.营养午餐的搭配

健康营养的午餐应该包括五谷、蔬菜、瓜果，以及适量的肉类、蛋类，尽量减少油、盐及糖分的涉入。不同午餐食材摄入比例为1:2:3的比例，所占份额最大的是碳水化合物，即面条、馒头或者米饭，占摄入食物总量的一半，蔬菜是除主食之外的主要搭配食物，占到食物总量的1/3，而肉、蛋等高蛋白食物占到食物总量的1/6，水果不和正餐一起吃，量也不宜太大，150克左右即可。食物选择高蛋白、高纤维含量的食物，尽量少选择高脂肪、高糖分的食物，如主食可以选择一个馒头、一份糙米粥，肉食不选动物脂肪含量较多的肥猪肉，可以吃些不带皮的鸡肉。

现在在很多办公室里，为了员工便利考虑，都配置有微波炉、冰箱等家用电器，这为员工们中午自备午餐提供了充分的条件，大家可以前一晚上就准备好午餐，放置在冰箱中，要吃的时候再拿出来用微波炉加热后食用。但自备午餐的时候，最好不要烹制绿叶蔬菜，因为绿叶蔬菜放置时间过长，会产生亚硝酸盐，经过再次加热后，不仅营养流失严重，而且其中的亚硝酸盐对人体的危害很大。营养专家们建议，果实类、根茎类蔬菜经过长时间放置，亚硝酸盐的含量要远远低于绿叶蔬菜，因此建议自备午餐的朋友，选择果实类、根茎类蔬菜，作为第二天的午餐食用，其经济又营养。第二天午餐加热时也要注意，不宜时间过长，加热时间过长易导致营养成分大量流失，因此在办公室用微波炉加热八成熟就可以。中国餐式营养又美味，像炖牛肉、红烧鸡翅、糖醋排骨、红烧带鱼等，是中午备餐的最佳选择，也可以搭配土豆、茄子、山药、葫芦瓜、青椒、西红柿等蔬菜食用，这样既符合健康膳食的搭配标准，又不会因长时间吃感到腻味。

2.午餐食物的摄入顺序

午餐不仅要注意食材的选择和搭配，而且要注意摄入的先后顺序，因为不同食物在人体内的代谢方式及途径不同，从而对人体产生的影响也不同。营养专家建议，午餐时应该先吃肉、豆制品，再吃菜，最后吃主食，因为肉和豆制品里蛋白质含量高，且含有人体所不能合成的营养物质——赖氨酸，这种物质可以缓解上午工作带来的疲劳感，并且使整个下午都充满活力。主食营养丰富，但是主食作为碳水化合物，其中所含的5-羟色胺这种物质能作用于人的中枢神经，产生镇静安眠的效果，因此摄入过多的碳水化合物后，人容易感觉疲乏，昏昏欲睡，不利于下午工作的正常进行和开展。

3.进食午餐讲究适度

吃饭不能太快，因狼吞虎咽而不经过充分的咀嚼，食物在胃中的磨碎时间变长，不能顺利把食物运送到小肠中去，容易造成积滞。而且吃饭太快，胃里已经填满了食物，大脑中枢饱腹的信号还没有下达，因此会导致人们过量饮食。吃的太慢，也不利于食物的消化，因为人体中的消化酶一般在十几分钟内达到高峰，此时是消化食物的最佳时间，而且食入肉类、高蛋白质食物时就会刺激胆汁的分泌、排放，如果吃的时间太长，胆汁已经排空，只能导致一部分高脂、高蛋白食物无法很好地消化吸收，从而使人体无法充分利用食物中的营养，其活力都会大打折扣。因此一顿饭以20分钟左右吃完最佳。

午餐不宜吃得过饱，午餐摄入过多，胃磨碎食物需求的热量就要增加，人体就会把血液优先供应给胃，这样会使脑血流量及含氧量减少，使人感觉精神不振。经常性地过量摄入食物，超出胃的承载能力，久之容易使胃动力下降，出现胃痛、胃胀等症状。研究发现，过量饮食者摄入食物2小时后，发生心脏病的危险几率比正常量摄入者增加4倍。很多人没有剩饭的习惯，但是在高脂饮食泛滥、营养过剩的今天，营养专家建议大家吃饭不妨剩一点，吃到八成饱，少摄入一点脂肪和胆固醇，就少一分血管疾病的风险。而且少食也不用过量消耗人体的阳气，保护了阳气，人也就能够健康长寿。

九、申　时

膀胱经当令多喝水

膀胱在中医中称为净腑、水府、尿胞等，是储存尿液的地方，位于五脏的最下方，与肾脏相表里，两者彼此之间也互相影响，但以肾对膀胱的影响为主。

吸收进人体的水液，通过肺、脾、肾三脏的作用，布散全身，发挥濡润机体的作用，被人体利用之后，其代谢产物，也以水液的形式回归于肾，在肾中再次经过气化作用，有用的精微物质蒸腾于上，被人体所吸收利用，不能蒸腾的浊秽津液就被送入膀胱，储存到一定程度，通过肾的控制，排出体外。中医理论中尿液的形成，和现代医学理论不谋而合。西医也认为全身的血液都要流经肾，经过肾脏的过滤再回到全身，肾脏在过滤过程中重新吸收了一部分对人体有益的物质，那些有害的物质都被过滤成尿液排到膀胱。

下午3点到5点在我国古代称为申时，此时人体是足太阳膀胱经最旺的时刻，膀胱经从头至脚循行于人体的背部，是人体表阳气最盛的经脉，是人体的藩篱系统。下午膀胱经最旺，所以此时是体表阳气最充盛的时刻。膀胱经属膀胱腑，膀胱经旺，膀胱腑功能也旺盛，因此下午这个时候应该注意泌尿系统功能的调节，多喝点水，勤上厕所，不能因为忙碌，或者久坐，排尿感觉不强烈就不去上厕所，这样慢慢会造成大脑排尿中枢神经功能的不协调，越憋膀胱撑地越大，最后会导致尿潴留。女性的生理特点决定了尿道口短，尿道和肛门位置近，因此很容易导致尿道的感染，如果再加上排便不及时，很容易形成膀胱炎，出现总是想小便，但小便不出来，小便时疼痛感及尿血等症状，情况严重者还会上行感染肾脏，发生急性肾炎。很多人常年尿路感染，且反复发作，最后形成慢性泌尿系统炎症，此时就比较难治疗，也就是中医中讲的劳淋。

　　膀胱和肾相表里，膀胱经属膀胱而络肾。膀胱的开合又是由肾所控制，所以膀胱的功能变化和肾关系密切。膀胱开合不利导致的膀胱功能异常，如小便不出或淋漓而下、尿失禁等，西医多认为是器质性病变造成的，如认为膀胱括约肌松弛或者前列腺肥大等。中医则常常从肾的功能来论治，认为是肾的气化功能不调导致的膀胱开合失司所致。现代科学也研究发现，调节肾的中药对大脑中控制小便的中枢神经功能有影响。

　　申时膀胱经最旺，因此，一些腰腿病痛或者外感引起的头痛、发热等症状时施治效果最佳。膀胱经最旺时，其驱邪外出的力量最强，此时针灸或者用药，都可以发挥最大的效果，因此治疗效果也是最好。所以很多老中医按照经气流注的规律来治病，把人体自我修复的功能发挥至最大，常常是效若桴鼓。

让膀胱经畅通无阻

1.申时保健膀胱经

膀胱经从足走头，几乎全身的病变，在膀胱经上都能找到解决的穴位。所以膀胱经健康不仅仅对膀胱腑及肾脏的健康有益，几乎对全身的脏腑功能都有益。科学家研究发现，下午4点左右是最适合运动的时候，如飞行员很多高强度的训练，都放在这个时候来进行。现代医学认为，下午4~5点时，人体经过白天的活动，代谢水平达到较高的水平，身体各方面条件都做好了准备，能够承受强度较大的运动，而且下午空气经过光合作用的净化，其实比早上的空气更好。从中医的角度来说，下午膀胱经旺盛，人体体表阳气充足，对于外邪有较好的抵抗能力，因此此时运动，外邪不容易侵入人体，造成对人体的伤害。

2.膀胱经主病

世界卫生组织调查显示每年约有61%的成年女性发生泌尿系统感染，并出现尿频、尿急、尿不尽等症状。泌尿系统感染虽然不是重病，但却很难受，甚至会影响正常的工作和学习。现代医学认为女性尿道仅有约3~5厘米，尿道口大，距阴道、肛门也较近，因此尿路上皮细胞细菌黏附性几率比男性高。再加上女性外阴部汗腺特别丰富，很容易使外阴局部长时间潮湿，细菌乘虚而入。

中医认为，泌尿系统感染多因为肾虚而膀胱有热所致，对于女性而言，其不同于男性的生理特性，导致其肾虚于内的本质，再加上不良的生活方式或习惯，导致膀胱郁热，从而出现尿频、尿急、尿痛等一系列情况。因此，有泌尿系统感染的人日常生活中要从以下方面加以注意。

（1）多饮水

在申时多喝点水，促进尿液的排泄，同时加强膀胱经正气对邪气的抵抗作用，使热邪从尿液而出。因为喝水多，尿液就多，对尿道和膀胱的冲刷次数就多，这样有利于细菌的排出，建议女性每天至少饮水2000毫升，并保持每2～3小时排尿一次，这样可大大降低泌尿系统感染的风险。茶、淡竹叶或者莲子心等泡茶喝，有清热利尿的功效，使热邪从尿而去。维生素C含量高的尿液抵抗尿道中的细菌非常有效，因此多喝富含维生素C的饮料，对预防泌尿系统感染也非常有益。

（2）注意外阴卫生

女性泌尿系统感染与会阴部的卫生状况有密切关系。因为这些部位平时就寄居大量细菌，是诱发尿路感染的先决条件。因此经常对阴部进行清洁对预防疾病的发生非常关键。所以要勤洗澡、勤换内裤。平时还应经常用煮沸的水清洁外阴。因为未经煮沸的水中，病原微生物多，有的甚至可能混有尖锐湿疣等性病病原体。有的农村妇女，使用未经煮沸的水清洗外阴，甚至感染寄生虫，导致患者非常痛苦。女性内裤以全棉为佳，全棉透气性好，不要穿过小或过紧的内裤，还要每天更换。很多女性喜欢穿丁字裤，这对健康影响很大。生理期的女性要定时更换卫生巾，不要长期使用卫生护垫，因为这些东西透气性差，长期使用，最容易滋生细菌。养成大便后手纸由前向后抹拭的习惯，以免污染尿道。性生活后女性多喝水，并及时排尿，以便冲走尿道口的细菌，以防尿道感染。

（3）规范治疗

下尿道疾病治疗不当，会发展成慢性肾盂肾炎，还可导致慢性肾功能衰竭。而且临床研究显示，子宫肌瘤、宫颈癌等许多妇科疾病的最初起因就是泌尿系统感染，所以泌尿系统感染之后，要积极治疗，不能随意停药。对于妊娠期的泌尿系统感染而言，要慎重用药，应在专科医生指导下用药，以避免对胎儿造成不良影响。中医治疗泌尿系统感染常常采取清热解毒、利尿通淋的方法，多用八正散等方剂。泌尿系统感染者最适合的水果就是西瓜，西瓜清热利尿，是天然的抗尿路感染的药物，夏季宜多食，但脾胃虚寒患者应少食，且注意尽量在中午食用。

（4）穴位按摩

对于一些热郁膀胱反复发作的人，可以在申时按摩膀胱经，这样不仅可以利尿通淋，也有增强膀胱气化的作用。常见的按摩穴位有：

三焦俞：位于腰部，第一腰椎棘突下旁开1.5寸。简便取穴：以两手手指向前，自然叉腰，两拇指相对的部位是第四腰椎棘突，依次向上数到第一腰椎棘突，旁开两横指处。三焦为水液的通道，水液代谢功能失调和三焦经关系较大，因此小便不调时可以选择这个穴位。

肾俞：位于腰部，第二腰椎棘突下旁开1.5寸。简便取穴时两手手指向前，自然叉腰，两拇指相对的部位是第四腰椎棘突，依次向上数到第二腰椎棘突，旁开两横指处。肾俞穴为肾府所在的位置，按摩此处对肾功能有直接刺激作用。肾主前后阴，司膀胱的开合，所以按摩肾俞是对膀胱功能的最好调节。

关元俞：位于腰部，第五腰椎棘突下旁开1.5寸。简便取穴如上，找到第四腰椎棘突后，向下推移，找到第五腰椎棘突，旁开两横指处既是关元俞。关元是人体丹田之气所在，藏有真元之气，关元俞是关元的背俞穴，也是关元精气的积聚之处，按摩刺激此处，有扶正祛邪的效果。

膀胱俞：位于骶部，平第二骶后孔，骶正中嵴旁开1.5寸。简便取穴的方法如上，找到第四腰椎棘突后，往下数到第三个稍突出的地方旁开两横指，就是膀胱俞。膀胱主治与膀胱有关的疾病，常常按压可通利膀胱，使小便正常。

膀胱经上分布着全身脏腑的背穴，有条件的人还可以在背部走走罐，这样可以刺激到整个背部的穴位，有促进肌肉排毒、松活僵硬的肌肉、散开增生的作用，同时也是对全部脏腑的一次间接按摩。尤其是有颈椎、腰椎疾病的人，拔罐是个很好的保健治疗方法，简单易行，又易于长期坚持，可促进局部的血液循环，松解粘连的肌肉组织，在下午申时进行，更是能收到事半功倍的效果。感冒发热的患者，可以就诊于专科的针灸门诊，针灸膀胱经上的肺俞，或者搭配督脉的大椎、风府等穴位一起治疗，对外感引起的头痛、发热有很好的效果。

十、酉　时

肾经当令防肾病

　　肾就如人体的能量储藏库一样，源源不断地为人们提供生长发育、维持生命活动的各种能量。从一般意义上来讲，肾中能量有多少，就代表人的寿命有多长，当然这不包括暴病、意外等各种因素导致的生命的消失。因此古往今来的养生之士，都以保护体内的这一口真气为目的，或食养或锻炼健身，尽量减缓肾中元阴元阳的损耗，从而使生命得以延长。

　　现在很多养生专家都说，人体有大医，其实大医在哪里，就是自己的肾。邪气侵袭人体外表时，循环在人体经脉中的阳气对其就有抵抗防御作用，但如果邪气比较强大，突破了第一道防线，向脏腑进攻，则脏腑中的阳气就是第二道防御系统，肾作为强大的后盾支持着脏腑抵抗着邪气的一波又一波进攻。如果肾气虚弱，不能抵御顽邪，则邪气继续深入，占领人体的阴阳之府——肾脏，肾阳流亡在外，就会出现中医中所说的真寒假热证。患者明明是阴寒内生，阳气虚衰到了极致，但表现在外的却是舌红咽燥、浑身发热、脸颊红色，中医称为虚阳外越，认为是肾府有邪气存留，阳气不能归位所致。

　　虚阳外越是阳气衰弱到极致的一种严重表现，但其实在现在生活中，有很多情况下，也是某种意义上的"虚阳外越"，只是外越的程度不同而已。比如现代社会很多人生活习惯不良，通宵熬夜、依红偎翠、彻夜买醉等，到早上的时候，很多人有口干舌燥、咽喉肿痛的症状产生，还有些人感觉非常燥热，舌头、脸发热，加上很多商业宣传的作用，所以这些人就想当然地认为自己上火了，开始清火消炎、滋阴润燥等等，但是效果却常常不理想，往往是清火消炎的药或凉茶吃得越多，口干咽燥、脸色发红的情况越严重，整个人也觉得更加亢奋，于是继续这种日夜颠倒的作息，直到有一天发现自己某个脏器有了病证。

其实这种异常的燥热、亢奋状态，不是阴虚的表现，而是不良的生活习惯过度消耗肾中的元阳，少一分阳气就多一份阴寒，阴寒盘踞，龙火不能归位所致。此时若能识破真寒假热的本质，"益火之源以消阴翳"，则阳气得以回归本位，人体表现于外的热气自然顿消，一片舒爽之气。现代人不识真寒假热，拼命以寒凉之品企图打压阳气，这样只能是寒者更寒，阳气更浮。所以养肾不仅是调整作息、节制酒食、限制房事，更主要的是能真正识别肾虚的真相，抓住本质治肾虚，从而使补肾一步到位，而不是治标之举，反复清热，使虚者更虚，用中医的话讲，就是犯了"虚虚"之戒。

下午5点到7点，是肾经最旺的时候，若是人们消耗日久，阳不归位，在这个时辰会体现的比较明显，人们出现明显的手足烦热、口干咽燥等症状，所以此时更是要注意对肾阳的顾护，注意对脚和腿的保暖，不使肾经着寒，不过度房事，不过食寒凉之品等等。平时肾功能不很强壮的人，也可以在此时多按摩一下腰府和肾经，以加强肾的封藏及温煦、气化功能。

保住肾精至关重要

人这一辈子能平平安安活到老不容易，生活中很多人为因素和意外因素都可导致肾脏的损伤，知道了这些导致肾虚的原因，针对源头防患于未然，可以最大可能地保护我们的生命之本，从而达到延年益寿的效果。

1.避免外邪伤害

古人把外邪归纳为风、寒、暑、湿、燥、火六大方面，身体过分感受了哪种邪气，都会对阳气造成影响，产生特定的症状。比如寒邪伤人，主要是使筋脉拘急、血脉凝滞不通，就是使人体处于一种收紧不畅通的状态。在这种情况下，阳气自然而然要和邪气作斗争，有斗争就有伤亡。如果寒邪比较重，患者还要经常在冷水中作业或者嗜食寒凉，那邪气的势力就很强大，阳气在与其抗争的过程中伤亡较大，肾阳消耗过多，造成肾虚。寒邪如此，火邪和暑邪同样如此。《黄帝内经》云："正气存内，邪不可干"，"邪气凑之，其气必虚"。阳气是一种正气，人体中的津液也是一种正气，封藏在肾中的就是肾精。暑火伤正，伤的就是人体之精，精亏液耗，最终也会导致阴损及阳、阴阳俱衰。所以人们要随着气候温度的变化增减衣物，不可贪凉受寒，也不要在暑天贪于玩乐而被暑邪所伤，时时谨记，抵御外邪就是保护自己的肾脏。

2.避免不良情绪对肾造成的影响

《黄帝内经》中讲："恐伤肾"。太过恐惧，或者长期生活在恐惧的不良情绪之中，则肾气不固，气陷于下，精气不能向上濡养他脏，可出现二便失禁，遗精，肢冷，胸满腹胀，心神不安，夜里不能睡眠等症。恐惧的不良情绪还会对生长发育造成影响。所以，养肾护精，还要调整自己的心理，改变不利的生活环境、老实做事、踏实做人，不杞人忧天。如果不良情绪严重，达到病态的地步，应及时去正规心理诊所就诊。否则时时刻刻生活在恐惧心理之中，不仅不利于生长发育，更不利于益寿延年。

3.过度劳累或者过度安逸都会伤肾

《黄帝内经》中讲："持重远行，汗出于肾"，就是说如果一个人承载着很重的东西，还要走很远的路，会出很多汗，这些汗都是肾中精气外泄的表现。由此可知，那些超负荷的体力劳动者，虽然筋骨坚硬结实，但是在挥汗如雨中，他们的肾受到了损伤。因此也提醒那些进行体力和耐力训练的人们，不能只注重肌肉的大小，更要学习古人的思想精髓，防止锻炼时间过长、负重太过对人之宝藏——肾中精气的伤害。超负荷的脑力劳动对肾的损伤也很大，"肾主骨髓"，骨髓通于脑，大脑的大小和功能与肾关系密切，很多老年人肾气虚衰，所以大脑能量不足，因此常会发生帕金森氏病等病证。超负荷的脑力劳动，肾精损耗过多，肾的闭藏功能受到影响，人体自饮食中吸收的精微物质不能得到很好的收纳封存，出大于入，所以肾精会逐渐亏耗，不利于养生。

生活太过安逸，没有正常的体力和脑力劳动同样不利于肾的养护。中医认为久卧伤气，过度安逸的生活使气血循环不畅，脏腑功能低下，则肾的正常功能也会受到影响。很多慢性肾病的患者，医生都主张适度的运动，如一味卧床休息，只会促使肾萎缩提早发生。

4.时时处处皆可养肾

酉时养肾方法很多，以下几个方法，简单易行，在工作的间隙就可进行。

（1）晒太阳。太阳是补充阳气最佳的来源。无风的下午，坐在户外晒晒太阳，或者挪到靠近窗户的位置，接受阳光的洗礼，在身体感到温煦的同时，也补充了能量。

（2）两手掌对搓发热或者两手握拳，抵住腰部，向内做环形旋转按摩，按摩3～5分钟，以腰部微感发热为佳。这样做强肾健体，还可以缓解腰肌酸痛的症状。

（3）向着阳光，闭上眼睛，两手搓热，掌心向内，用中指和食指夹住耳朵，轻轻上下搓动。3～5分钟后，四指都覆于耳面之上，缓缓搓动，触及外耳的每个角落。再过3～5分钟后，五指当梳，从头部前发际梳到头后，反复进行，持续3～5分钟，以头皮微微发热为佳。肾开窍于耳，脑为肾经所充养，长期按摩耳朵和头部，不仅使耳聪目明，思维敏捷，还能疏通肾经，益精强肾。

（4）酉时坐在阳光下，避开公众场合，脱掉鞋子，让脚上肾经穴位充分暴露在阳光下，同时也可以左手按右脚心、右手按左脚心3～5分钟，可疏通肾经、益肾藏精。

十一、戌　时

心包经当令要放松

下午7点到9点是手厥阴心包经旺盛的时候。手厥阴心包经起于心中，终于指端，有络脉与心脏相连，虽名心包，却与心脏的功能关系密切，是心脏的护卫系统，邪气侵袭心脏时，可以代心脏受邪，它可以看做是心脏最密切的贴身大臣，为心脏传达命令，处理与心相关的日常事务，外邪逼近心脏时，它又是心脏最后的保护者。

中医没有心包所属的明确脏腑，《黄帝内经》指膻中为心包所在之处。膻中是个重要的穴位，位于胸前"心窝"处，两乳头正中间，在任督二脉中的任脉上，是人体中气所汇聚的地方，也就是说人体呼吸的清新空气加之摄入的食物的精华之气都积聚在这个地方。膻中相对于其他地方来说，正气充足，邪气一般不易进入，只有在正气虚弱的时候，邪气才易入侵。

因此心包经正气的充足与否，不仅和自身强弱与否关系重大，同时和肺、脾、肾三脏的关系也很密切。肺主呼吸，司人体内外气体的交换，大自然清新之气的正常摄入需要肺的功能正常，肺功能失常，则此处气机不畅、壅阻，甚至会有胀闷的感觉。脾主运化水谷精微之气于上，脾的功能失常，则会有胸口空虚、气不足、说话无力的表现。如果先天之气不足，心包之气也会欠充，稍事劳动，即会心慌心悸，少气乏力。所以保护心脏，心包经的功能就要强大，而心包功能的强大，和肾、肺、脾的强弱紧密相连。

人体这个系统，正如一个国家一样，有君有臣，有将有使，相互之间互相支持、互相制约，大家各有所长、各司其职，共同维护着人体这个系统的正常运行。心包没有明确的官职和岗位，是臣非臣，是使非使，但每个人都知道它的存在，而且都明白它的重要性。

心包是心脏的贴身护卫，也是心脏所主情志的主要传达者。心主喜，《黄帝内经》认为心的喜乐之情主要由心包代为传出，传递给全身各个器官。而心喜太过，则人体的气机涣散，人会感觉全身乏力，不能集中心力去做事，甚至注意力都不能完全集中，这是心脏情志太过对身体造成的负面作用。正如一国之君夜郎自大、得意忘形的时候，下面的臣子就会上行下效，只会歌功颂德，不解决实质问题，各个部门人浮于事，国家机构瘫软，整个社会呈现一片虚幻的歌舞升平之象。此时国君身边的人若能及时点醒他，则可亡羊补牢。

此时我们常从心包经来解决这个问题。按摩心包经上的穴位，可以使心脏节律恢复正常，涣散的气血恢复其在人体中的正常功能。心包经上我们常用的穴位是手掌中心的劳宫穴，就是手做握拳状时，中指指尖所对的位置。按摩劳宫穴有强壮心脏，改善心脏血液循环的功效，对心血管疾病有良好的预防效果。

心包经在人体中虽无具体的脏器相对应，但是它既传达心的意志，又反馈全身的信息于心，使其能根据全身情况，适时调整自身功能，所以心包经是心脏与全身机能上传下达的通道，在人体中起着重要的作用。

戌时养生要则

晚上7点到9点钟，是心包经最旺盛的时候，也是心包于心脏反馈信息的主要时刻，此时的行为活动，直接影响着心的生理活动。

1.戌时养生，健康晚餐

晚上7点到9点，劳累了一天的人们，从城市的四面八方坐车回到家中，准备享用一顿丰盛的晚餐。很多在职的家庭主妇晚上下班后，总是想把晚餐弄的尽善尽美，以犒劳在外凑合用餐一天的孩子和丈夫。所以很多家庭的晚餐总是很丰盛，鸡、鸭、鱼肉样样俱全。而晚上进餐太过油腻，首先会影响消化吸收，其次晚上血液中胰岛素的含量会上升到高峰，而胰岛素可使血脂转化成脂肪贮存在腹壁之下。晚餐太油腻，会造成血脂量猛然升高，晚上人的活动减少，心跳减慢，血流速度减缓，所以此时大量血脂更易沉积在血管壁上，造成动脉粥样硬化，引起高血压、冠心病。如果晚上吃的太多，消化系统需要热量和血流量增加，已劳累一天心脏反应性跳动加快，耗伤心阳心血，不仅影响睡眠，而且使心脏容易老化。

牛肉是营养价值非常高的一种肉类，中医认为，常吃牛肉可养心包。牛肉味甘、性温，具有补中益气，强健心包，补肾壮骨，补血厚肠的作用，尤其是小孩和老人，常吃牛肉，可以使筋骨强健，心包壮盛。老人和小孩消化和咀嚼功能都有所下降，所以牛肉的吃法一定要煮烂、剁碎，与大米或粳米同煮，加入葱、姜、盐等调料后即可食用。或者用高压锅将牛肉熬至碎烂状态，放入冰箱，每天热食一小碗，可强心包、补脾胃、活血通络、避免中风，病后体虚者食用亦佳。

2.戌时不宜剧烈运动

戌时应进行和缓的运动，如散步等。现代社会的人们花费在工作和学习上的时间较长，很多人晚上开始运动，大家相约去打球或者跑步、跳绳等等，这样做不利于心包经的修养。戌时离上床睡觉的时间已经不远，此时进行剧烈的运动，人体的血液循环加快，心率加快，心脏的这种变化通过心包经传递给身体的其他脏腑，使其他脏腑的机能也重新达到亢奋状态，人体代谢增加，这样就会使得很多阳气已疲乏的脏腑勉力而为，阳亢不藏，产生各种病证。如有些人长期在晚上8、9点钟剧烈运动后，会产生尿血的现象。这是阳气异常运行，灼伤脉络所致。和缓的运动不仅能加强晚餐的消化，而且可以舒缓情志，使心志平和、呼吸顺畅、血液流动平缓，为睡眠做好充足的准备，也能使心脏得到很好的休息。

心包代心受邪，心包不受邪，则心不受邪。所以戌时要注意心包经的保护和强健，使其不易为邪所侵。心包经在手心方向，从中指沿着手及胳膊的中线而上，一直到胸中。戌时天色渐晚，气温渐低，所以春、秋、冬三季应注意防寒保暖，适时增加衣物。晚餐后，人们也可以坐在沙发上，一边看电视，一边按摩左右心包经，不一定非要找准穴位，中医讲究"离穴不离经"，只要沿着内臂中线来按，对促进心包经及心脉的健康就很有好处。

十二、亥　时

三焦经当令宜安眠

三焦是中医中一个特殊的概念，大家的争论也比较多，但总的来说，三焦在中医中指人的五脏六腑、筋骨血脉、肌肉腠理的腔隙系统，三焦在人体内，无所不到，无处不在，是一个连接上下左右的通道系统。"三"在中国古代文化中，一般指全部，如三军阵前、三生有幸等等，这也是源于道学的"一生二，二生三，三生万物"的思想。"焦"在《黄帝内经》中认为"凡气因火变则为焦"，就指精微物质在火的蒸腾作用下变化为气，所以《黄帝内经》之所以把这个无所不在的场所称为"三焦"，就是认为三焦是所有精微物质和火通行的通道。

首先，三焦是气化的场所。所谓气化就是人体中各种物质之间的互相生化，比如血液和津液之间的转化，精微物质和人体之气的转化等等，都是在三焦这个腔隙与脉管、脏器之间完成的。这些转化都需要阳气，也就是火的参与。"少火生气，壮火食气"，所以三焦中运行的是于人体有益的小火，也就是人们常说的相火，所以三焦经也被称为手少阳三焦经。人体内的气不断地进行着升降出入的运动，外界进入人体的清新之气以及水谷精微转化的精气，经过肺的作用布散于人体内部，在人体内部进行着左升右降的运动，这种左上和右下也是在三焦中完成的。

其次，三焦也是水液运送的通道。进入人体的水液，表面上看起来是在肺、脾、肾、膀胱等脏腑的协同作用下完成代谢的整个过程的，其实水液从入到出之间，每一次的传输和运送都离不开三焦的通道的协助作用。水液从脾到肺、从小肠到膀胱，其中的枢纽就是三焦。如果三焦道路不通畅，同样会出现津液代谢失常，从而发生尿少、水肿、痰饮等病证。

另外，《黄帝内经》中把三焦分为上、中、下三焦。上焦包括心、肺及头面部，中焦一般指脾、胃、胆，下焦包括肝、肾、大肠、小肠、膀胱等。古人形容上焦的作用就是像雾一样轻轻地敷布气、血、精液；中焦像腐化池一样，把进入其中的物质磨碎、腐熟，通过分解，使其变化成别的物质；下焦像水道一样，主要的作用就是输送水液。

所以，三焦道路不通，脏腑的作用基本都无法实现。因为三焦不仅是气、血、津液的通道，也是邪气的通道，风、寒、暑、湿、燥、火如果在体表时没有得到有效地遏制，就会通过三焦深入人体内部，对脏腑造成伤害。而一些病理产物，如瘀血、痰饮也会阻滞在三焦通道内，使脏腑的功能不能正常实现。

晚上9点到11点是亥时，是三焦经最旺的时刻，此时阳气几乎完全潜藏，人体处于一天中最虚弱的状态，所以此时应该进入深睡眠，停止人的意识活动，让人的元神当道，为人体扫除一切障碍。亥时三焦经当值的意义也在于此。三焦经就如国家的运输大动脉一样，必须保持干净通畅，运输工作才能正常进行，国家的经济才能正常发展，如果三焦经堵塞不通，或者狭隘逼仄，势必会引起人体某种功能的混乱。元神对人体的修复作用是非常强大的，而三焦对人体来说又有如此重要的作用，所以三焦经旺于亥时，对三焦保持疏通状态有积极的意义。三焦清理干净之后，子时、丑时、寅时等的脏腑在睡眠中发挥的作用也才有积极的意义。

三焦通，百病不生

三焦经旺盛时对三焦进行养护，效果最佳，很多三焦道路不通所致的尿少、水肿，只有头部汗出较多，而脖子以下没有什么汗的人，针灸医生在进行治疗时，为了取得较好的治疗效果，常常选择在这个时辰进行，而且往往也取得很好的效果。如果身体没有疾病，也要注意对三焦的养护，只有三焦通畅了，各种补养才能达到应有的效果。

1.健康睡眠，养护三焦

晚上9点到11点应该进入熟睡状态。但是现代社会工作、学习压力过大，所以很多人虽然早早躺在床上，却不能进入睡眠状态，有的过几个小时才会迷迷糊糊睡去，有的人甚至彻夜不眠。失眠也要根据不同情况对证处理。

（1）压力过大导致的失眠

压力大导致的失眠的人，常常是人躺在床上，头脑却非常清醒，甚至有些亢奋状态，但是头却很痛，这是因为压力造成激素分泌异常，作用于脑部血管导致血管紧张、血流量增多，同时头部血管的收缩刺激了人体的痛觉中枢，所以会出现头痛。这种情况下，首先要找到导致失眠者失眠的压力所在，说服自己"兵来将挡，水来土掩"，"天塌下来有高个顶着"，过多的压力对事情的解决于事无补，只有睡好觉了，精神饱满了，白天才能把没有做好的事一鼓作气完成。或者此时也可以用一些别的事情转移目前困扰自己的事情的注意力，如很多人喜欢看武侠小说或言情小说，可以在压力大的时候，早早上床，看看小说，放松一下神经，转移下一现实生活的压力，心情舒畅了则很快可以入睡。

（2）脑力劳动过久，大脑兴奋导致的失眠

大脑兴奋而失眠的人，躺在床上，头脑也比较清楚，脑子快速运转，生活中经历的事或物像电影画面一样一幅幅在眼前闪过，自己无法控制，也无法停止。而这种失眠和压力过大导致的失眠同样有大脑血流量增加，但却没有血管的收缩，所以一般不会出现头疼。对于这种失眠，首先要收敛自己兴奋的情绪，适当想一些令人悲伤的事情，使亢奋的情绪逐渐低落，恢复正常状态，但这种对抗疗法也不要运用太过，以至于沉浸在哀伤的情绪中无法自拔，则又走向了另一个极端。这种失眠的时候不能看书，看书会使大脑更加兴奋，情绪更加高涨。

（3）阴虚阳亢导致的失眠

这种失眠，不是心理性，也不是大脑运用过久造成，而是一种病理性的失眠，常常出现在绝经期妇女和老年人身上。绝经期妇女和老年人由于生理机能的改变，阴液虚损而阳气无以为养，故亢奋于上。对于这种失眠，医生常常建议服药调节阴阳平衡，如生脉饮、六味地黄丸等，以养阴敛阳，使阳气收归于下，人体感觉疲倦，自然进入睡眠状态。

失眠过久的人，除了生理功能的影响，心理也往往形成了一定的障碍，一到睡觉的时候，就自然而然生出一种心理暗示：我肯定睡不着。其实睡眠正如口渴喝水，饥饿了要吃饭一样，是人体的一种正常生理需求，你只需眼睛、口唇闭上，选择一个舒适的睡眠姿势，舌头抵住上颚，双手劳宫穴放置在肚脐下方的关元穴上，意守丹田，就是把自己的意念集中到关元那里去，或者集中到自己的脚心窝也可以，这样自然心肾相交，很快进入混沌一体的睡眠状态。

睡前泡脚后，按摩涌泉穴，即双脚脚窝处，也是一个很好的方法，用左手按摩右脚，右手按摩左脚，交替按压10分钟，感觉涌泉处微微发热即可，这样有引阳气下行的效果。或者用肉桂3克、吴茱萸3克打粉贴脚心，也有相同的效果，亥时入睡困难之时，可以一试。

2.畅通三焦，远离毒素

我们现在的生存环境比之古代要恶劣很多，污浊的空气、洒满农药的食物、添加过多的化学物质的合成品等等，这样的生活环境和条件导致我们的体内充满了各种各样的毒素物质，因此，日常生活中，补充营养是一方面，如何减毒排毒也应成为我们生活的主要内容。

（1）尽量减少毒素的接触和摄入

大家都知道现在的蔬菜水果为了追求产量，喷洒了太多的农药，因此，为了保证家人吃上健康的蔬菜水果，尽量选择去进入标准较高的大型超市购买，吃之前，还有用水多浸泡一段时间，如果有时间的话，泡15分钟左右再吃，可以把农药量减到最小化。

一些不良商家为了增加利润，选用一些不合格的肉来以次充好，所以买肉也尽量去超市购买，选择的时候要注意，质量好的猪肉一般色泽鲜亮、颜色自然，肉质细腻有弹性，而质量差的猪肉大都色泽不协调，肉质粗糙发黏。

不论如何选择，肉类中的毒素含量总是远远大于别的食物，所以在可能的情况下，尽量不吃肉或者少吃肉。发霉和腐败的食物也不能吃，不要因为节省而凑合吃掉，这样对自己的肝脏损伤很大，如很多肝炎患者的发病都是因为吃了发霉的花生所致。

（2）全面防止毒素入侵

家中尽量装置质量有保证的滤水机，各个水龙头装设除氯装置；家中电器不用时拔掉插头，卧室内除照明外，尽量不用其他电器，并在房间内放置绿色植物或者竹炭等吸收电磁波辐射，改善室内的磁场。

不穿化学纤维衣物，尤其是内衣要穿天然纤维如棉、丝等制成的衣物，不穿甲醛含量高的衣物，购置的衣物最好有甲醛含量的说明。

日用品尽量选择化学成分含量低的物品，如用香皂代替乳液。最好能使用天然成分的个人、家庭清洁用品，减少洗洁精的使用量，用热水洗涤餐具，干净又卫生。避免使用含有化学挥发性毒素的日用品，比如很多劣质香水对人的健康就很有害。

（3）增强人体自身解毒排毒能力

人体的肝、肾、肺、皮肤、肠等器官，本身就具有非常强的解毒、排毒功能，善待这些器官，加强其排毒解毒功能，使其成为我们健康的最佳屏障。

冷热交替洗澡或洗脸有助于激活免疫系统应变能力。先用热水淋浴全身3～4分钟，直到全身肌肤尤其是背部肌肤微微泛红，此时血液循环加速，注意不要使用沐浴露或香皂破坏皮肤保护系统，然后再用冷水洗浴，冷热交替可以刺激人体内环境的调节，激发免疫系统的活力。

淋巴是人体最大的排毒系统，促进淋巴系统排毒的最佳方式是多运动以及用手轻轻按摩全身，这样可以使淋巴循环动力十足，不会偷懒。促进淋巴排毒的运动是弹跳式的运动，早上是淋巴系统最活跃的时刻，所以此时按摩和弹跳效果最佳，健康营养的早餐对淋巴的排毒也有促进作用，应选用一些五谷杂粮粥加新鲜蔬果，其丰富的营养既滋润身体，又增进排毒。

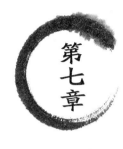

第七章

《黄帝内经》情志养生秘笈：
心安是最好的活法

怒则气上，喜则气缓，悲则气消，恐则气下……惊则气乱……思则气结。

——《素问·举痛论》

人的情绪对体内气机变化有很大的影响。愤怒则气机上冲于上；喜悦的情绪使气机运行缓慢；悲伤伤气，容易造成气虚；恐惧使气机向下而走……受到惊吓，人的气机会变得散乱……而思虑的时候，人的气机运行不畅，甚至结滞不通。

人的情绪很复杂，有愤怒、焦急、恐惧、沮丧、不满，也有快乐、勇敢、恬静、好感、和悦等。不良情绪对人的神经系统刺激较大，可使中枢神经系统的平衡受到破坏。现代人们更是对此有很深的认识，医学家曾对90岁以上的长寿人群调查，他们多具有非常良好的性格，情绪平稳、不易波动，而这种"不以物喜、不以己悲"的境界，也是古人所追求的最高养生境界。

一、病由心生，情志决定健康

别让坏情绪害了你

情志病是指因七情而致的脏腑、阴阳、气血失调的一种疾病，包括癫狂、百合病、脏躁、郁证、不寐等。如不及时诊治，常可罹患其他疾病。现代研究证实，几乎所有的疾病都与社会心理因素有关，其中就有精神因素。《黄帝内经》无论对身心疾病的社会心理致病因素、发病机制的认识，还是对身心疾病的诊断和防治，都有许多精辟的论述，并已形成一定的理论体系。如在形神关系方面，《内经》已认识到，形生神而寓神，神能驾驭形体，形神统一，才能身心健康，尽享天年，要求人们做到自我控制情绪，抵制或摆脱社会不良风气的干扰。此外，对于心理与生理之间的密切关系，对于个性心理特征的种种分类，对于心理因素在疾病发生发展中的地位，对于心理治疗的意义，对于调神摄生的心理卫生等等，《黄帝内经》均做了原则性的总结，提出了很多颇有价值的见解。

人有喜、怒、忧、思、悲、恐、惊的情志变化，亦称"七情"。其中怒、喜、思、忧、恐为五志，五志与五脏有着密切的维系：怒属肝，喜属心，思属脾，忧（悲）属肺，恐属肾。若情志不节，过则伤脏，从而影响人的身体健康。《内经》有"怒伤肝，悲能抑制怒"、"喜伤心，恐能抑制喜"、"思伤脾、怒能抑制思"、"忧伤肺，喜能抑制忧"、"恐伤肾，思能抑制恐"等理论。此观点被历代医家应用于养生学中，对于情志调节、防病祛疾、益寿延年起着不可低估的作用。也就是说，情志（绪）与人的五脏六腑的正常运行有着密切联系，只是从量变到质变是一个过程，人们平时不容易察觉而已。

《黄帝内经》讲："怵惕思虑者则伤神，神伤则恐惧流淫而不止。因悲哀动中者，竭绝而失生。喜乐者，神惮散而不藏。愁忧者，气闭塞而不行。盛怒者，迷惑而不治。恐惧者，神荡惮而不收。"七情太过，超过一定的范围时，都能致病，而事实上，很多内科疾病都因为情绪的过度变化而引起的。

喜伤心：旧时有所谓"四喜"，即"十年久旱逢甘露，千里他乡遇故知，和尚洞房花烛夜，捐生金榜题名时"。这种突然的狂喜，可导致"气缓"，即心气涣散，血运无力而瘀滞，便出现心悸、心痛、失眠、健忘等一类病证。成语"得意忘形"，即能说明由于大喜而神不藏，不能控制形体活动。《岳书传》中牛皋因打败了完颜兀术，兴奋过度，大笑三声，气不得续，当即倒地身亡。可见过喜对人体健康不利。有一个患急性心肌梗死的女患者，经过住院治疗，病情已经好转。出院的那一天，她突然见到远在千里之外的女儿从外地赶来接她，兴奋过度而倒地身亡。这些例子皆说明，暴喜、大喜、狂喜同样不利于健康。喜可使气血流通、肌肉放松，益于恢复机体，使人心情舒畅。但欢喜太过，则损伤心气。气血突然急剧涌动，容易引起心脑血管破裂。阳损使心气动，心气动则精神散而邪气极。出现心悸、失眠、健忘、老年痴呆等。《儒林外史》中，描写范进年老中举，由于悲喜交集，忽发狂疾的故事，是典型喜伤心的病例。

忧伤肺：忧，是指忧愁、苦闷。失去欢乐，悲伤恸哭，气怯神弱等。轻者，愁眉苦脸，闷闷不乐，少言少语，忧郁寡欢，意志消沉，独坐叹息；重者，难以入眠、精神萎靡或紧张，心中烦躁，若过度悲泣则每于悲泣之后出现周身倦殆，气短乏力等肺气不足的症状，长期以往会严重损伤肺的功能。俗话说："愁一愁，白了头。"事实上正是如此，东周伍子胥，因无计闯过昭关，一夜之间愁白满头青发。忧和悲是与肺有密切牵连的情志，《红楼梦》中，多愁善感、悲忧伤身的林黛玉，就是很好的例子。

思伤脾：思，思是集中精神考虑问题，但思虑过度也会导致多种病证。其中最易伤脾，脾胃运化失职，则食欲大减，饮食不化。中医认为："思则气结"，大脑由于思虑过度，使神经系统功能失调，消化液分泌减少。出现食欲不振、纳呆食少、形容憔悴、气短、神疲力乏、郁闷不舒等。故中医有"思虑伤脾"之说。当一个人思念另外的人时，会出现茶不思饭不想的现象，"衣带渐宽终不悔，为伊消得人憔悴"就说明了这一点。现代医学研究证实，长期从事脑力劳动，精神过分紧张的知识分子，易患心脑血管疾病和消化道溃疡病，这和中医学的"思虑损伤心脾"的理论是一致的。

恐伤肾：恐，是一种胆怯，惧怕的心理作用。中医认为"恐"为肾之志，长期恐惧或突然意外惊恐，皆能导致肾气受损，所谓"恐伤肾"，就是指的这个意思。肾主藏精，为生气之原。因此，无论任何原因的恐惧，都属于肾的病变。过于恐怖，则肾气不固，气陷于下，可出现二便失禁、遗精、肢冷等症；惊恐可干扰神经系统，出现耳鸣、耳聋、头晕目眩、阳痿，甚至可以致人死亡。在生活中，通过恐吓的语言或恐怖的场景而把人吓死的事例是很多的，最典型的应该是三国演义中张飞"当阳桥前一声吼，喝断了桥梁水倒流"，吓死了曹操的一员大将夏侯杰。

怒伤肝：怒，指暴怒或怒气太盛。肝为将军之官，主怒，所以怒首先损伤的脏器就是肝，自古就有怒伤肝的说法。因为肝主条畅气机，怒则气上，气机逆行，血随气涌。肝经跟着受累，两胁疼痛，胀闷不舒。患者轻则头晕头胀，重则昏仆。所以《伤寒论》也有大怒使人薄厥的论述，薄厥是休克的一种。因此，古代养生家都提倡制怒。《三国演义》中周瑜是一位文武筹略，雄姿英发的将才，但好生气发怒，被诸葛亮"三气"之下，大怒不止而死。当然，若是轻度的发怒，有利于压抑情绪的抒发，有益于健康。

总而言之，心受到损伤，人会特别容易笑，听到不好笑的事情也很容易笑。《辅行诀》里讲，"心实则笑不休"。意思是心脏受到外部的病邪入侵，心脏被邪气所占据了，则对情志也产生了影响。伤肝后，人特别容易被激怒，发脾气。处于所谓"恒常气恼"的状态。脾脏受到损害，人特别容易纠结，钻牛角尖，会多想一些事情。肺脏受伤，人容易悲伤，常常无故落泪。肾虚导致人容易恐惧。现在有好多人肾虚，睡前的时候有恐惧感，一个人独处的时候也有恐惧感，这是肾虚的明显表现。如果以上多种情况同时出现，那可能是多种脏腑出现问题，身体已经比较虚弱了，需要好好调养。

五情相胜法

五行学说将人体内部的所有脏腑、组织、器官等归纳为五个系统：木肝、火心、土脾、金肺、水肾五个脏腑功能调节系统，它们之间的调节和控制方法有相生、相胜、相乘、相侮等多回馈路径的调节，是以情胜情疗法的理论基础。相胜主要是指系统要素之间相互抵抗、制约和消减，其规律是木胜土、土胜水、水胜火、火胜金、金胜木。以情绪配五脏则悲属肺金、怒属肝木、思属脾土、恐属肾水、喜属心火。因此，情绪之间就必然存在着相互抵抗、抑制、消减的规律，利用这种五行制胜关系，用一种情绪去抑制所能制胜的过激情绪，便可矫正或恢复情绪之间的和谐、安静、平衡，从而达到心理康复的目标。

恐胜喜：喜伤心者，以恐胜之。这又叫惊恐疗法，适用于神情兴奋、狂躁的病证。喜太过可由于大喜过望而突然使心脑血管爆裂而死。因此为防止这种情况发生，人们高兴过望时，应想到追求得到的过程中的担惊和害怕。喜和恐产生所需要的化学物质是不同的，而两种化学物质当中有彼此中和与平衡的成分。这样人的两种情志就会相互抵消。《儒门事亲》里载：有一位庄医师，"治以喜乐之极而病者，庄切其脉，为之失声，佯曰，吾取药去，数日更不来。"于是患者便渐渐由怀疑不安而产生恐惧，又由恐惧产生悲哀，认为医生不再来是因自己患了重病。"病者悲泣，辞其亲友曰：吾不久矣！庄知其将愈，慰之。"这个病例中庄医生采取按脉失声与取药数日不至的方式让患者产生病重的恐惧心理而取效，此即"恐胜喜"也。

怒胜思：长期思虑不解、气结成疾或情绪异常低沉的人，可以以怒胜之，即利用发怒时肝气升发的作用解除体内气机之郁滞，从而使思伤脾者恢复情志的平衡。《续名医娄案》载："一富家妇人，伤思虑过甚，二年余不寐。张子和看后曰，'两手脉俱缓，此脾受之也，脾主思故也。'乃与其丈夫怒而激之也，多取其财，饮酒数日，不处一法而去，其人大怒，汗出，是夜困眠，如此者，八九日不寤，自是而食进，脉得其平。"此例说明了思之甚可以使人的行为和活动调节发生障碍，致正气不行而气结，或阴阳不调，阳亢不与阴交而不寐，当怒而激之之时，逆上之气冲开了结聚之气，兴奋阳气，因汗而泄，致阴阳平调而愈。

喜胜悲：以喜胜悲，又称笑疗，对于由于神伤而表现得抑郁、低沉的种种病证，皆可使用。在《医苑典故趣拾》中有这样一则笑话：清代有位巡按大人，抑郁寡欢，成天愁眉苦脸。家人特请名医诊治，当名医问完其病由后，按脉许久，竟诊断为"月经不调"。那位巡按大人听罢，嗤之以鼻，大笑不止。连连说道：我堂堂男子焉能"月经不调"，真是荒唐到了极点。从此，每回忆及此事，就大笑一番，乐而不止。不久，病自愈。这是名医故意以常识性的错误所引起的发笑，用以治病。

思胜恐：以思胜恐，主要是通过"思则气结"，以收敛涣散的神气，使患者主动地排解某些不良情绪，以达到康复之目的。当恐惧时，很懂得养生的人或医生，总会提醒恐惧之人深呼吸。这的确是一种缓解恐惧的绝好方法。《续名医类案·惊悸》一书中记载了一个名叫沈君鱼的患者，整日害怕死亡，常感死期将临，后来找到了当时的名医卢不远诊治。卢不远先与患者交谈了一次，患者心中恐惧顿时减轻许多，但次日一早便又来求治，声称其占了卜，上说其10天内就要死去，因此十分紧张，遂一早又来。卢不远便留他住在自己家里，患者觉得医生在身旁，便放心了许多，过了10天亦未死亡。后来卢不远又介绍他去找和尚练习坐禅，经过一百余目的闭目沉思之后，患者的恐死心理终于消除。

悲胜怒：以悲胜怒，是根据《黄帝内经》"悲则气消"的作用，促使患者产生悲哀，达到康复身心目的一类疗法，对于消散内郁的结气和抑制兴奋的情绪有较好作用，最适于患者常常怒火冲天、气郁不解的病证。喜欢发怒的人也可以将心比心，换位思考，可能就会制怒；也可以用慈悲、同情心来作意克服，慈悲、仁慈、同情心（怜悯心）是佛家常用对治嗔怒的方法。《筍斋漫录》中载有这样一则医案："杨贲亨，明鄱阳人，善以意治病。一贵人患内障，性暴多怒，时时持镜自照，计日责效，屡医不愈，召杨诊之。杨曰：目疾可自愈，第服药过多，毒已下注左股，旦夕间当暴发，窃为公忧之，贵人因抚摩其股，日以毒发为悲，久之目渐愈，而毒亦不发。以杨言不验，召诘之。杨曰：医者意也，公性暴善怒，心之所属，无时不在于目，则火上炎，目何由愈？我诡言令公凝神悲其足，则火自降，目自愈矣。"此例采取令患者悲其足而忘怒的方法，诱使患者产生悲伤的情绪，有效地抑制过怒的病态心理，这是以悲胜怒的典范。

但是使用五情相胜法也要注意：在给予情志刺激时，应选择适当的量，量过或不足，均难以达到预期效果。同时，情志刺激的方式及时间的长短等，也要准确把握，合理使用。在使用情志刺激，尤其是怒、恐、惊等强烈情志之前，还应充分考虑其不良影响，并做好准备以防止不良影响的出现。对于体质虚弱、患有器质性疾病、严重精神疾病、人格障碍等患者，应慎用或不用某些情志疗法。

二、养心调神，远离亚健康

节气变化，情绪也跟着起伏

春、秋两季气候舒适、色彩纷繁，急骤的环境变化突现了时间的流逝，给人造成一种强烈的变动不安之感，因此极易引发人们心灵的颤动、生命的共感和情感的波澜，并将其思维的触角指向生命、人生和社会。短暂的春、秋，更易于产生极度的爱惜与寂寥之感，更得以构成浓重的诗歌的季节之情。春季是万物生长的季节，一切都呈现出生机勃勃的景象，秋季是万物成熟、喜庆丰收的季节，也是秋风萧瑟、千树落叶、万花凋谢的季节。如果春秋之时境况不佳，人的处境和自然环境的变化不能同步协调，则易引起人的情绪变化。从另外一个角度来讲冬季的季节，肾的收藏达到了顶点，而春季又是肝旺盛的季节。春夏之季阳生阳发，对属阴的女性影响较大；秋冬乃收敛收藏之气，为四季中的阴时，对属阳的男子影响较大。因此，从这方面考虑，情志的变化多因阴阳变化的矛盾造成的。

春季与肝脏五行相配，中医把肝比做刚强躁急的"将军"，喜条达、舒畅，忌抑郁。故肝气条达则可抒发心中的郁气，使气血运行通畅。生气发怒易导致肝脏气血瘀滞而成疾，所以春季最怕肝气抑郁。女子伤春多表现为肝经的上逆或郁滞，其最主要的表现是心情抑郁，不得舒展，久之产生各种心理疾病，自杀倾向严重。医学界认为，春季常是怀孕期（潜伏期）。因为春季使万物复苏，也意味着病毒细菌的复苏。心理学界发现，情感性精神障碍和婚姻情感问题，在春季发生率远远高于其他季节。在现代医学中，春季高发的是情感性精神障碍，是指人的心理和行为表现的抑郁、躁狂，或既躁狂又抑郁。这些情感性紊乱的心理疾病容易在春季发作，它们的表现形式犹如春季的气候般变化多端。所以春季虽美，但那种不稳定性常常给这种"美"以致命的打击。

秋在五行中属金，对人情志的影响主要是容易使人产生悲伤的情绪，而这种悲伤压抑的情绪，反过来会对人的肺气造成负面影响。有许多老年人在秋季似乎衰老得更快，有些老人旧病未愈，新病又起。秋季心理疾病的神经症多发。神经症患者，特别是强迫性神经症，其冷酷、严肃、焦躁，不禁让人神经质地紧张与惆怅，患者的外形或严肃，或愁容满面，或固执不已，内心却充满着焦虑和愿望冲突。

现代医学研究证明，人的内分泌节律紊乱可以使人情绪低沉。人的大脑中，能分泌一种"褪黑激素"。这种激素能诱人入睡，还可使人消沉抑郁，而阳光则使褪黑激素分泌量减少。反之，秋凉以后，常常是阴沉沉的天气，阳光少而且弱，松果体分泌的"褪黑激素"相对增多。使甲状腺素、肾上腺素受到抑制，人的整个生理活动都受到抑制，人们也因此而情绪低沉，多愁善感了。

会调整，日子就能过好

1.食物对心情影响的研究

现代科学研究发现，人的心情与大脑中一些化学物质的生成与作用大有关联。营养学家们还发现人的喜怒哀乐与饮食有着密切的关系，认为许多日常食物中的自然化学物质，能改变脑细胞的活动方式，影响神经传送功能，让其他影响心情的化学物质得以进入。而有些学者认为，食物的颜色对人的影响作用不同。

日本作家山里三津子撰写的《吸收各色食物不可思议能量的烹饪法》一书就强调各种食物的色彩对情绪的影响。他认为红色能促进血液循环，振奋心情，促使人们将想法付诸实施。相应食物有西红柿、牛肉、猪肝、红辣椒、草莓和苹果。粉红色像征爱和女性气质。在人们希望感受爱和温暖并变得温柔时，粉红色菜肴具有积极作用。相应食物有桃、玫瑰、红葡萄酒和猪肉。橙色是最能刺激食欲的颜色，在人们心情灰暗或感到担心时能使他们振作起来。相应食物有柑橘、芒果、胡萝卜、洋葱。黄色可刺激神经和激发能量，对集中精力和提高学习兴趣有帮助，尤其适合作为早餐和盒饭的颜色。相应食物有土豆、玉米、香蕉和蛋黄等。绿色有利于稳定心情和减轻紧张情绪，与其他颜色的食物一起摄入则效果倍增。相应食物有菠菜、鳄梨、卷心菜和橄榄油。白色具有很强的能量，有助于激发创意或积极的想法。面对白色菜肴时，人们会感觉轻松。相应食物有白菜、萝卜、豆腐、牛奶、米饭、拉面和酸奶。黑色保护身心，令人沉着自信。相应食物有海藻、菌类、黑芝麻和荞麦面。

2.运用食物能量调节心情

春秋之时的忧伤、抑郁的情绪，可以通过摄入以下食物来缓解消除。

鸡汤：抑郁伤感情绪会催生营养不良，营养不良又将加剧抑郁伤感。大多数疑虑和忧思之人外表苍白、瘦弱，心情沉重。他们对能量、蛋白质摄取量过少过低，而导致贫血、体力不足。香浓的鸡汤中含有多种游离氨基酸，可防止色氨酸缺乏造成的抑郁，同时，鸡肉中富含维持神经系统健康、消除烦躁不安的维生素B_{12}。适当喝些鸡汤，也会让他们补充到足够的脂肪及卵磷脂和肉碱，从而增强细胞对能量的利用、影响脑组织神经物质的合成和释放。提高大脑中的多巴胺和肾上腺素，使人体充满活力和激情，克服悲观厌世的情绪。

海鱼：科学家研究发现，鱼的脂肪酸与人们常用的抗忧郁药碳酸锂有类似作用，能阻断神经传导路径，增加血清素的分泌量，使人心理焦虑减轻。多吃鱼，鱼肉中的脂肪酸和维生素B_{12}会帮你赶走季节带来的消极情绪。

坚果：各种坚果类零食可为人体提供丰富的能量，南瓜籽、葵花子等干果富含钾、镁、铁等元素，能提高人体内的各种激素的作用，同时，吃一些零食，能缓解人的压力状态和焦虑情绪，改善失眠状况。

调味品：大蒜、辣椒等辛辣的食物对人的情绪调节有很好的效果。德国科学家在一项针对大蒜对胆固醇的功效研究中发现，患者吃了大蒜制剂之后，不易疲倦、不易焦虑、不容易发怒。而美国学者研究认为，辣椒这种自然调料不仅可以刺激口唇的神经末梢，引起火辣辣的感觉，还能使大脑释放出一种叫作"内啡肽"的物质，它能使人精神高涨，情绪活跃。很多营养学家都认为辣椒不仅具有强烈的提神作用，更是愉悦快感的制造者。

饮品：大家公认的改善心境的饮品有绿茶、咖啡等饮品。情绪不稳时，来杯绿茶或咖啡，是可以改善心境的。它们可以放松人的情绪，使精神处于轻松愉悦的状态。中药中的西洋参和冬虫夏草等煲汤喝，也有扶正固本、镇静安神的功效，使人的情绪趋于稳定。

3.其他预防措施

多晒太阳多开暖光灯。研究表明，充足的阳光能使人心情愉悦，因此要想办法延长自己的日照时间，有太阳的天气多进行户外活动，多晒太阳。如果碰到了阴雨天气，可以通过开灯来改善心情，灯光宜用暖色调，暖色调能给人一种积极的暗示。另外一些暖色调的家居装饰对改善抑郁情绪也有很重要的作用。

多参加社交活动，比如一些团体娱乐活动都是能让你心情阳光起来的好方法。孤独会使激素皮质醇分泌减少，人体的免疫力也会减弱，会更易得病。孤独的生活会让人失眠，还会削弱人的意志力及自控力。

英国研究人员让3486名55岁左右的英国公务员填写一份饮食习惯的调查问卷。5年后，再让这些人填写抑郁自测问卷。分析结果显示，食用垃圾食品多的人5年后患抑郁的比例明显高得多。比如，平时多食用高脂肪、油炸类和甜品的人比果蔬、鱼类产品爱好者患抑郁的几率可以高出58%。所以，远离垃圾食品，也是摆脱灰色心情的方法之一。

覆盖29个国家的心理学研究显示，尽管东亚一些国家中携带易焦虑基因的人口比例高于欧洲国家，但实际上，东亚国家抑郁症的发病率远低于欧洲国家。研究人员说，这可能是因为东亚国家的文化更倾向于集体价值取向，做事情相对更少考虑个人；而欧洲国家的文化更强调个人行为，而这种强调"集体"的文化特色，在可能引发抑郁症的事件出现时，起到了保护性的缓冲作用。

三、随遇而安，快乐常在

爱"较劲"的人，最易影响健康

祖国传统医学中很重视情志对身体的影响。现代医学近年来也提出"生物–心理–社会医学模式"，指出心理因素对生理影响重大。国外学者胡夫兰德在《人生延寿法》一书中指出："一切对人不利的影响中，最能使人短命夭亡的就要算是不好的情绪和恶劣的心境，如忧虑、颓丧、惧怕、贪求、怯懦、妒忌和憎恨等。"而著名心理学家巴甫洛夫也指出："一切顽固、沉重的忧悒和焦虑，足以给各种疾病大开方便之门。"

美国某医院对就诊患者统计，发现65％的患者的疾病与社会逆境有关。有人调查发现，在遭遇强烈刺激、感情急剧波动后，短时间内死亡的170例中，59％死于个人不幸与巨大损失消息传来之后；34％死于面临危险或威胁的处境；7％死于暴喜之时。前苏联外科学家皮罗戈夫观察到，胜利者的伤口比失败者的伤口要愈合得快、愈合得好。

当任何恶劣情绪的刺激超过一定限度时，就有可能引起中枢神经系统功能的紊乱，主要是交感神经兴奋，儿茶酚胺释放增多，肾上腺皮质和垂体前叶激素分泌增加，胰岛素分泌减少，从而引起体内神经对所支配的器官的调节障碍，出现一系列的机体变化和功能失调及代谢的改变，包括心血管系统、呼吸系统、消化系统、内分泌系统、植物神经系统和其他方面异常现象的发生。我国有医学工作者曾对323例高血压患者研究发现，发病前不良的个性情绪在高血压的病因中占74.5%。实验研究证明，在愤怒的情绪下，由于外周血管阻力增加，可导致舒张压的显著增高。在恐惧的情绪下，由于心输出量的增加，可引起收缩压的上升。说明情绪对机体的作用是有生物学基础的。

不良情绪能引起神经官能症，包括神经衰弱、癔病和强迫症。极为严重的，还可引起精神错乱、行为失常。所谓反应性精神病大都是这样引起的。它是由强烈、突然或持久的精神因素所引起的一种精神障碍。

消化系统对情绪的反应也相当敏感。据研究统计，诸如食欲减退，恶心呕吐、胃痛、腹痛、腹泻等症状，以及慢性胃炎、消化性溃疡、肠易缴综合征等疾病，因情绪不良而致病者占70%～80%。一名叫奥尔夫的医生，在20世纪初，就报告了一个典型的例子。一个9岁的孩子，因食管严重烫伤，疤痕收缩闭塞了食道，于是被迫在腹壁开口，将食物经漏斗进入胃中。医生借助仪器观察其情绪对胃的影响。结果发现：当患者发怒时，胃黏膜就充血发红，胃的运动加强，胃酸的分泌增多；当他忧伤悲痛时，胃黏膜变得苍白，胃的运动减弱，胃的分泌也减少了。

在呼吸系统方面，当受到较大的打击，心理失去平衡时，可引起胸闷、气急、心率改变、面色苍白、头额出汗、哮喘等。严重者则可出现手指发麻、肌肉颤抖、头晕，甚至昏厥。

强烈的情绪刺激可导致糖尿病、甲状腺机能亢进（简称甲亢）等病。临床调查显示，甲亢患者中，升学、出国、升职等，可导致情绪波动，而工作、学习过度劳累引起精神持续紧张，与发病更有密切关系。而在精神压力相对较小的农村，甲亢患者相对就较少。

近年来大量科学实验证实，不良的心理和社会刺激因素是一种强烈的促癌剂，这一点已为动物实验所证实。试验中，将狗分成两组，一组使它们长期处于惊恐不安状态，另一组生活在安静环境中，结果前组六条狗中有三条狗死于癌症，而后组四条狗安然无恙。这主要是因为过度紧张刺激、忧郁悲伤可以通过类固醇作用，使胸腺退化，免疫性T淋巴细胞成熟障碍，抑制免疫功能，诱发癌症。

在目前社会状态下，人们的竞争意识日趋强烈，与之相随的精神压力就越来越大，心理矛盾、心理压力在所难免。如果思想认识不当，偏执不解，就会造成心理不平衡，进而导致心理性疾病。因此，心理健康是当今社会身体健康的一个主要标志，保持心理卫生，刻不容缓。如果没有健全的人格心理，没有强大的抗压能力，即使体格再强壮，也不能算是一个真正健康的人。

天真的人能得到天助

树立良好的道德人生观。我们只有树立良好的道德人生观，才能确保在人生路上不迷航。人对人生目标的认识很重要，只有道德的力量才能够打造自己亮丽的人生。《黄帝内经》讲"天之在我者德也，地之在我者气也，德流气薄而生者也。"这句话告诉我们，肉身是由地上长的五谷杂粮转化出来的气来滋养，而我们的精神系统需要天德之气来滋养的，两种气相互交叉相互作用相互支撑，就具有生命的活力。善良的品性，淡泊的心境是健康的保证，与人为善、心地坦荡，这些良好的心理状态，能促进人体内分泌更多有益的激素、酶类和乙酰胆碱等，这些物质能把血液的流量、神经细胞的兴奋调节到最佳状态，从而增强机体的抗病力，促进人们健康长寿。世界卫生组织把道德修养纳入了健康的范畴。巴西医学家马丁斯经过10年的研究发现，屡犯贪污受贿罪行的人，易患癌症、脑出血、心脏病、神经过敏等病证而折寿。

保持良好心态，从容应对挫折。《老子·德道经》有"罪莫大于可欲，祸莫大于不知足"的论述。如果一个人能够保持宁静淡泊的心境，人的大脑中能分泌出一种天然的镇静剂，使人内心获得温暖，缓缓地解除心中的烦恼。又有助于增强人体免疫系统功能，从而免受各种疾病的侵袭。一份从容平和的心境，不仅能让别人受益，对自己也是无量之福。

忘我也是自我保健的妙法。有一个经典故事，说的是在1858年，瑞典的一个富豪人家生下了一个女儿。然而不久，孩子染患了一种无法解释的瘫痪症，丧失了走路的能力。一次，女孩和家人一起乘船旅行。船长的太太给孩子讲船长有一只天堂鸟，她被这只鸟的描述迷住了，情不自禁想看一看，竟忘我地拉住服务生的手，慢慢地走了起来。从此，孩子的病便痊愈了。女孩子长大后，又忘我地投入到文学创作中，最后成为第一位荣获诺贝尔文学奖的女性，也就是茜尔玛·拉格萝芙。

心病还需心药医

当情绪不稳定的时候，可以做一些自己喜欢的事情，如和亲朋好友聊天倾诉，唱歌，跳舞，打拳等，把心中的压抑和烦闷、愤怒发泄出来，情况严重的时候，应该咨询心理医生，积极寻求相应的专业指导和治疗。如果因情志强烈导致身体不适，影响工作和学习，则应尽早就医，以防止病情进一步加重。

《黄帝内经》中也记载了心理治疗法，一些医生治病的时候，也常常因势利导，采取一些心理治疗的方法来使疾病痊愈，这是中国心理学的萌芽，其中有很多值得借鉴之处。

医圣张仲景在他的著作中讲到，看病时，患者向着墙壁卧着，听到医生来了，本应该立刻起身并且充满希望地看着医生，如果表现为不惊起也不盼视，还三言三止，跟你讲话时，时讲时停；给他摸脉呢，他还不时咽一下口水，一般情况下，这是装病。对于这种患者可用吓唬的方式治疗，故意夸大治病的时间可痛苦，比如要针灸很多次等，假病的患者听到要给扎这么多针，害怕疼痛，一般就不敢再诈病，而所谓的疾病也很快就能痊愈。

张子和是金元时期名医之一，他也很擅长心理疗法。有个叫卫德新的人，其妻在一次旅途宿店时，当晚碰上一群强盗抢劫，吓得她从床上跌到地上。此后，凡听到些许声响，她便会昏倒在地，不省人事。诸医用药治疗，病逾一年而不见好转。张子和经过细心观察、分析，认为属胆气伤败，《黄帝内经》说："惊者平之"，应采取心理疗法。他让两名侍女抓住病妇的两只手，将她按坐在高椅上，然后在她的面前放一张小茶几，张子和指着茶几说道："请娘子看这里！"话音未落，"砰"地一声，他用棍使劲打在茶几上。病妇见状大惊，张子和说："我用棍子打茶几，你怕什么呢？"待她心神稍定，张子和又敲打小茶几，这回她果然不那么惊怕。张子和重复以上动作，并用手杖敲门，暗中让人划病妇背后的窗户纸，病妇渐渐定惊，当晚，张子和又派人敲打患者的门窗，通宵达旦地折腾她。从这以后，患者即使听见雷响也不再惧怕了。

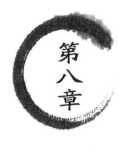

第八章

《黄帝内经》生态养生秘笈：

怎样才能活得顺

一州之气，生化寿夭不同，其故何也。岐伯曰：高下之理，地势使然也。

—— 《素问·五常政大论》

一个州府之中，人们身体条件和寿命长短都各不相同，这是什么原因呢。岐伯说：这是因为地理条件不同所造成的。

自然中季节更替、昼夜变化、地域差异，以及水质土矿、植被绿化、家居摆设，乃至于社会中角色地位、生活境遇、人际事宜等不同，均对人身心健康造成影响。顺应环境变化而养生，则有助于人体气的旺盛，对人体健康有益，反之，逆势而为，只会为自身健康埋下隐患，不利于长寿延年。

一、人要活得顺，离不开地利天时

出生地影响你一生的体质

《黄帝内经》讲："人以天地之气生"。人是大自然的产物，大自然中的大气、水、植物、动物、土壤、岩石矿物、太阳辐射等条件对人体会产生各种不同的影响，和人的身体素质及寿命长短等关系密切。《素问·五常政大论》进一步讲："高者其气寿，下者其气夭"。认为居住在空气清新、气候寒冷高山地区的人多长寿，居住在空气污浊、气候炎热低洼地区的人多短寿。现代医学研究认为，海拔1500～2000米之间的山区，阴离子密集，确实是长寿的地理环境。根据我国第五次人口普查统计，百岁以上老人有1万7千多人，他们大都生活在森林茂密的地区。

"一方水土养一方人"，如中国古籍《玄女青囊海角经》论及土地时就曾说："圣贤之地土多少石，仙佛之地多石少土。圣贤之地清秀奇雅，仙佛之地清奇古怪。"近现代中国人受西方医学影响，人们都认为疾病是影响人寿命的主要原因，治疗了疾病，人就能长命百岁。随着医疗条件的改善、科学技术的发展以及人们生存条件的恶化，人们发现很多致命的疾病都不再是人长寿的大敌，而环境才是决定人们身体素质的重要因素。100多年前，英国医生发现，生活在黏土、砖土和河谷冲积土分布区的居民，癌症死亡率很高，而生活在古老、坚硬的岩层区和排水良好的地区的居民，癌症发病率则很低。美国学者也发现，美国的癌症高发区集中在东北部、中部五大湖周围以及西部沿岸地区。

河南省林州市是我国有名的食道癌高发区，河南省安阳市疾病预防控制中心曾对林州17个乡进行了纵横对比研究，发现饮用水条件差是导致食管癌发病率、死亡率高的主要原因。该地区通过打深机井、改饮地下水后，全市有效污染比例下降为35.33%，食管癌死亡率随之由历史高峰1970年的180.89/10万下降到2001年至2003年的82.80/10万。

要想健康，要学会借势

孔子在《论语·雍也》中讲："智者乐水，仁者乐山；智者动，仁者静；智者乐，仁者寿。"这智和仁的区别就是儒家和道家的不同体现。道家喜高山，避世而居；儒家悦市井，出世而动。所以孔子也认为，避世而居之人，是仁厚、安于义理，仁慈宽容而心如止水之人，这样的人寿命较长；入世而居之人，多聪明活跃之人，他们通达人情事理，反应敏捷而又思想丰富，有一展才华的志向和抱负，这些人在现实拼搏中得到满足，但他们却不一定长寿。

结合古人的思想以及我们现代社会的现状，养生应因人、因性、因地制宜。

1.老人宜居

中国目前正在逐步进入老龄化社会，而老年人的生活质量问题也越来越被大家所关注。

中国城市化时间不长，城市生活节奏快，人均空间小、绿化程度低，工业及汽车尾气排放等影响空气质量和饮水安全。除此之外，食品安全也是现代人不可回避的现实问题。工业化社会中，人们为了追求产量和经济效益，常常出现食品添加剂超标、农药过量使用、激素催产等现象。老人脏腑功能减退、气血不足，对外邪的抵抗不如青壮年人，在城市这种恶劣的生活条件下，养生长寿无疑是镜花水月、空中楼阁。

国外经济条件较好的人，大部分都选择在郊区买房，他们认为郊区的空气和环境更利于人体的健康。中国的很多富翁、明星等也都纷纷在郊区买房，或者把别墅建在山顶，以期有一个较好的生存环境，利于健康长寿。所以老人们退休后选择的养生之所，应四季分明、山清水秀、安静宁谧，离城市不太远，生活配套设施齐全，有一定条件的医疗机构。这样老年人基本生活有保障，又可以随时亲近大自然，舒缓身心，怡情修性。宋朝慧开禅师曾作诗："春有百花秋有月，夏有凉风冬有雪。若无闲事挂心头，便是人间好时节。"这首诗中就蕴含着天地自然中最妙之玄机。

2.幼儿宜居

众所周知，孩子智力的发展受遗传、营养以及早期智力开发等因素的共同影响，人们很少关注环境对孩子智力发育的影响。近年来，英、美等国科研人员对1009位高智商的孩子进行追踪研究后发现，生活在宁静清幽环境中的孩子智力优秀，智商较同龄人高，而在噪声及嘈杂的环境中成长起来的孩子智力发展则相对迟缓，智商也相对较低。

科学家同时还发现，清新芳香的气息有促进儿童智力发展的功效。这是因为良好的空气环境能给人良性刺激，使人心情愉快、情绪高涨，在这种环境下，听觉、嗅觉、思维的灵敏度都会增强。生活在这种环境中的儿童，无论是视觉、知觉、接受能力，还是模仿能力，较别的儿童都有明显的优势。

颜色对儿童的智力发展也有影响。科学家研究证实处于黄色、黄绿色、橙色和淡蓝色环境中的儿童，智商提高了12个百分点，尤其是处于橙色环境的儿童们更活跃，并善于交际，性情更加温和。而在白色、棕色和黑色的环境中，儿童的智商则相对低很多。

因此，为了孩子健康成长，准父母们应尽己所能，选择一些环境较好的地方居住生活，让孩子健康快乐成长，使每个小花蕾都能成长为今后的栋梁之材。

3.中青年人宜居

中青年人身体、智力都处于人生的顶峰阶段，此时的人们大都具有一腔热情，一心想干出一番事业，成为时代的先锋和社会的弄潮儿，这种特性和水的特点相合。水通达远近，流变不拘，自古至今，海洋文明和大河文明都是机敏、锐进的象征，而这些文明也往往都成为时代变革的先进力量。

中国古代文化认为水是才艺、才华的代表，水能生金，命里有水的人多聪明灵秀，有成功的渴望和追求。因此适应这种特性和需求，中青年人的宜居点多在信息通达、经济繁荣、承载无数梦想的大城市中，城市的高节奏和无限可能性符合中青年的生命和心理特性，在这里他们能找到施展拳脚的空间，在拼搏中挥洒青春，在热血沸腾中诠释生命力的激情。老年人阳气不足，宜于静养，使阳气徐缓运行，若老年人阳气烦劳太过，则阳气不易下降，独亢于上，容易引起各种病证。中青年人阳气旺盛，旺盛的阳气则需要充分的升发和运行，这样潜藏于肾的阳气才能具有充分的活力和能量，若旺盛的阳气得不到运动和锻炼，不能行使其剽悍刚强之气，则阳气的能量就日渐虚弱，人体出现一派虚弱的气象。正如一个没有主见的年轻人，一切事情逆来顺受，见到好人、恶人、好事、坏事都低眉顺眼，怀着十二分的小心，前怕狼后怕虎，这样的人虽然年轻，但阳气长期受到压抑，身体健康状况也会受到一定程度的影响。

中青年人在环境相对较差的城市中生活，也要在力所能及的情况下选择空气质量好、绿色覆盖率高、噪音较少的居所，规律作息时间，把各种情绪控制在适度范围之内，使阳气升发的同时，也能得到很好的休息，这样张弛结合，身体会更加健康，生命力会更加旺盛。

二、为什么说"一方水土养一方人"

中医治病思路：先问地氏，再下疗法

古人把中国地理依据五行分为东南西北中五方，每个方位因地理条件不同，其气候、物产、人们生活习惯也不同，从而生活在其中的人，易患疾病和治疗方法也不尽相同。了解这些知识对于中医的辨证施治有很大帮助，而这也是中国各地民族和地域医学形成的原因和基础。

根据《黄帝内经》记载，我国东部沿海一带以渔业为生的民族，吃鱼较多，而且偏嗜咸味的食物。吃鱼多容易使人生内热，偏嗜咸味食物，则血脉凝滞不通，所以那里的人肌肤多为暗黑色，容易得疮疡一类的疾病。所以那里的人治病多使用砭石，后世用砭石治病的方法，几乎都源于那些居住在东部的民族。《黄帝内经》中所讲的"东方"，相当于我国山东沿海一带。近年来，在山东省发现了一批以针砭治病为题材的汉画像石，画像石上雕刻着半人半鸟形的神医正在用砭石给人治病。鸟形显然来源于原始氏族的图腾崇拜，画像石反映了古代关于针砭起源的传说。

我国西部属金，土地贫瘠，水源缺乏，风沙很大，人们很少穿锦缎制作的衣服，常常用一些粗糙的织物作为衣服的原料。我国西部的人多吃肉食和辛辣之品，他们一般体格健硕，外邪一般不能使其致病。但正因为这种强大的收敛作用，阳气强收难发，所以这里人得病，多为在里在内的疾患，这种情况下，针灸、砭石的作用就不大，这里的人治病多使用具有偏性的药物，以纠正脏腑某一方面的偏性，而这些有偏性的药物，无病时常吃，对人体都有一定的影响，所以古人称这些药物为毒药，《神农本草经》中把这些药物归为中品或下品之列。

北方是一个冰天雪地的世界，地势很高，风寒凛冽。《黄帝内经》记载居住在北方的民众喜欢住在野外，或棚或帐而居，平时烤火取暖，多饮牛奶，所以生活在北方的民族容易患腹部寒痛、胀满等疾患，这种病因寒而生，非常适于进行热疗。因此经过长期的积累经验，他们发明灸法和熨热疗法。据考察，先民们钻木取火或敲击燧石取火时，往往用艾绒作为引火材料，起源于原始社会晚期的骨卜也是用艾绒烧灼动物骨。这种用艾绒点火的方法，为发明艾灸提供了必要条件。

南方地势低下，气候炎热，万物茂盛，阳气浮盛于外而不藏，所以该地水土薄弱。土主湿气，阳气藏于土下，则生气；阳气浮于土上，则生湿。因此南方之地，雾露笼聚，用古人的话说就是瘴气横行。南方地区的人们，喜欢吃酸性和一些发霉处理后腐熟的食物，他们皮肤腠理比较致密，而且常常隐隐带红色。地理条件和饮食所致，这里的人易发生筋脉拘急或手脚麻痹等疾病。对于这些疾病，适合使用微针针刺来调节，所以《黄帝内经》认为，这种微针针刺治疗疾病的方法是从南方传来的。

中部地区，地势较平坦，土地肥沃，物产丰富，当地人们食物种类较多，生活安逸，因此这里的人发生的疾病多为四肢痿软、厥逆、寒热等。对于这些疾病，当地人多用导引按跷的方法进行治疗。所谓"导引按跷"就是医者运用自己的双手或者双脚作用于病患的体表、受伤的部位、不适的所在、特定的腧穴、疼痛的地方等，运用推、拿、按、摩、揉、捏、点、拍、踩等形式多样的手法，从而达到疏通经络、推行气血、扶伤止痛、祛邪扶正、调和阴阳的目的，导引按跷包括现代的气功、推拿按摩等物理治疗方法。

不同地域的养生方法

《晏子春秋·杂下之十》中讲："橘生淮南则为橘，生于淮北则为枳。"一方水土养一方人的道理亘古不变，饮食、气候环境对人体的影响普遍存在，所以不同地域民众的养生方法也有所差别。

1.东方之人

东方之人，包括山东、浙江、江苏沿海一带，这些地方的人，海鲜还是日常主要食品，而且为了长期保存这些食物，当地还常会使用腌制的手段来处理鱼类等，这样无形中就增加了盐分的摄入。所以这些地方的人，养生要侧重于以下几个方面。

第一，合理搭配日常食物，控制海鲜摄入，适当增加蔬菜、水果、谷物等食物的比例，防止过食鱼肉造成内热积聚。这样可以有效预防消渴症状的产生，降低糖尿病发生率。

第二，注意食盐的摄入，如果食物中已经有海鲜，别的食物中可以少放点盐。盐分摄入过多，容易导致高血压、心脑血管病、皮肤溃疡病等。实验表明，低盐饮食能直接使中老年人血管恢复弹性，使肾脏的吸收钙及排出钠的能力增强。爱美的女性少吃盐，还有利于美白肌肤、保持皮肤的光泽与弹性。另外海鲜和加碘盐摄入过多，还会导致甲亢等内分泌疾病。

第三，砭石是一种很好的养生保健工具，这在之前的刮痧治疗疾病中就已经介绍过。砭石具有安神宁志、调理气血、疏通经络的作用，现代科学检测发现，砭石可以释放出许多对人体有益的远红外射线和超声波脉冲，能够促进微循环，调理新陈代谢。用砭石在身上刮刮、擦擦，就可健身防病，不仅方便易行，而且老少皆宜。

2.西方之人

我国西部地区，现主要指陕、甘、宁、青、新、川、贵、滇、藏一带，食物以牛羊肉居多，并且烹饪时调料放置较多，口味浓厚，葱、姜、蒜等辛辣之品摄入较多。这里的人体格健壮、毛孔收紧、肌肤细腻，肺气强盛，阳郁难伸，大肠更是因为多受辛燥而功能不调。因此西部地区的人，养生应注意以下几点。

第一，合理搭配饮食，荤素结合，润燥相间。现在人们生活水平提高，不用再受风吹雨淋，夏有空调，冬有暖气，人们不需单纯运用自体的力量和大自然进行对抗，因此，西部地区的人肉食的摄入可以适当减少，多食新鲜当季蔬菜。在气候比较干燥的时候，辛辣调味品的使用也要相对减少，多进滋润之品，如百合莲子粥、淮山枸杞大枣粥等，以缓解辛燥之品对消化系统带来的伤害。

第二，西部地区，自然环境恶劣，适应这种环境，人体御外之功能就会变得强大。西方属金，肺主金，金克木，所以西部地区的人，应该注意自己的肝胆系统，包括肝经和胆经所循行而过的头、眼睛、耳朵、外阴等部位。平时生活中应该注意心理卫生，及时疏解忧郁或者暴怒等不良情绪，饮食上可常饮豆浆、菊花茶、枸杞茶等。

3.北方之人

根据《黄帝内经》的记载，北方多是游牧民族聚居之处，其生活各处都和畜牧相关。现多指内蒙古大部分地区以及东北三省等。牛奶摄入较多，但因北方地区气候寒冷，乳品性质又偏凉，所以这种饮食习惯的人们，养生应该注意以下方面。

第一，不空腹摄入牛奶。牛奶是很多民族的传统食物，现在已经成为老百姓饭桌上的常见客，但因其性偏凉，所以不适合空腹饮用。一些体质比较差的老人、妇女和儿童，宜加热后饮用，凉性可缓和。而奶粉、奶片、奶酪等乳制品的凉性大大降低，羊奶则是比较温热的乳饮，所以体质虚寒的人可以用乳制品、羊奶代替牛奶。

第二，不同于西部人的食肉方式，北方人食肉类一般不喜欢放置调味品，如葱、姜、蒜、肉桂、花椒、胡椒、小茴香等，而这些调味品几乎都有温中暖胃的功效，配合食用，能促进脾胃功能，防止腹胀、泄泻等脾胃虚寒或运化无力导致的疾病，所以应该适当放置一些调味品。

第三，艾灸是保健的重要手段，这种方法对于生活在我国北部的人尤其适用。这些地区人们家里可以常备艾条，闲来熏熏烤烤，一身轻松。

4.南方之人

《黄帝内经》中指的四方人，与现在的概念略有不同，但其中差别较大的是南方。古时南方指湖北以南的地方，所以，《黄帝内经》中讲南方人喜食酸性以及霉变的食物，和我们现在所理解的广东人的饮食差别很大，这种习惯多指湖南一带的人，比如大家知道臭豆腐、腐乳等都是湖南人的大爱。喜食酸性食物多因气候炎热的地方，人的阳气耗散比较多，吃酸可以适当收敛阳气，利于健康。

第一，合理搭配饮食。湖北、湖南一带的人，现以食辣著称，这种饮食喜好虽然能鼓动肾阳，温脾燥湿，调动先天阳气来补足气候所造成的阳气耗散之不足。但过食温燥伤津耗液，使筋脉失养，出现手足痉挛或麻痹等情况。因此，这里的人饮食中应搭配一定的酸性物质或滋润生血之品，收敛生津、滋养阴液，以防止这些疾患的出现。

第二，两广一带的人，口味比较清淡，喜欢喝凉茶清热利湿，这样久而久之，体内逐渐虚寒，受天气影响，表现于外的却是一派热象。针对这种情况，这些地方的人应适当改变饮食习惯，少喝或不喝凉茶，煲汤材料多选温阳补中之品，如红参、高丽参、生姜、干姜、杜仲、山药、何首乌、栗子、核桃等，这样就可以抵消寒凉带给人体的伤害。

5.中央之人

中央之地，就是古人所谓的中土、中原，包括现在的山西、河南、河北、山东、安徽及湖北大部等。中土物产丰饶，向来为兵家必争之地。这些地域的人食物来源众多，以杂食为主，生活较安逸。所以这里的人生病多由气血不通所致，鉴于此，此地的人养生应从以下方面注意。

第一，生活起居劳逸结合。过去中土之人的这种生活状态，和眼下中国很大一部分人的生活状态相似，物质的丰富、生活水平的提高，使这些人耽于安乐，肌肉、筋骨得不到充分运动。摄入食物丰富，气血充足，但却循行不畅，身体各部分得不到充分滋养，这样久之，就会出现肌肉萎缩、筋骨无力等现象。因此对于这种人，养生的关键在于适当的锻炼。

第二，《黄帝内经》讲："膏粱之变，足生大丁"，意指

长期进食肥甘厚味之品，超出脾胃的运化范围，这些食物就会在
人体内生热、生变。我们现代社会所熟知的一些富贵病，如糖尿
病、脂肪肝等，其机理都在于此。因此，为了防止这些疾病的发
生，首先应当节制饮食，食物清淡，吃饭七分饱。为了促进食物
消化吸收，应细嚼慢咽，每口饭咀嚼20次左右再吞咽，饭后不马
上饮水。两餐之间喝点茶、吃些水果，可促进脂肪分解，防止脂
肪堆积。

三、找对自己的好风水

因地制宜，无病可摧

房屋是人们活动的主要场所，人的一生将近三分之一的时间，是在房屋中度过的，很多脑力工作者，在房屋中的时间更久，因此房屋如何建造才能更有利人体的健康，是一门非常深奥的学问，而我国自古对这方面就有深刻的研究，古人称之为风水学。所谓"风"，就是指空气质量及气流状况；所谓"水"就是指水土的质量、水所带来的生机和繁荣。在选择居住地方时，主要从这两个方面进行考虑。如果居住地空气不流通，水源污染，那么对人体百害无一益；如果居处地势高旷开阔，空气流通干爽，环境卫生洁净，则居住之人自然健康少病。

在人们想要更好生活的强烈愿望下，风水理论经过长时间不断的实践和发展，逐渐形成了一套繁复纷杂的理论。很多古籍中都记载了古人对建房选址的重视。如《尚书·召诰序》中记载："成王在丰，欲宅邑，使召公先相宅"。到了后世，上到帝王建都修殿，下到百姓建房置屋，都会请专业人士择址选基，以图万年治国安邦之基或生活的安乐幸福。

研究我国古人居住选址就可以发现，古人的住址往往背山面水、坐北朝南，周围有清洁的流动水、植物、充足的阳光，以及夏遮阳、冬挡风的大山，这样的居所冬暖夏凉，而且便于取水和采猎食物，背山的地势，既可避免水患危害，夏季南风经过山体时，又可带来丰沛的降雨，利于植物和农作物的生长，从而保持水土不易流失。

外国很多学者对中国的风水理论很感兴趣，他们认为，中国人的居所建筑，充分体现了人和自然的和谐一体，无论是皇宫、庙宇，还是城乡中的百姓居所，都精致地呈现出一种"宇宙图案"之美，而其中蕴含的天文学和地理学思想，更是包含着显著的美学成分和深刻哲理，中国传统建筑因为同自然环境的完美结合而美不胜收。现代很多科学家都认为中国风水理论实际是地理学、气象学、景观学、生态学、城市建筑学多学科综合的科学，对后世的城市规划建筑等方面具有很强的指导意义。

选房子要和天理、顺世道、应风水

房子对中国人来说，是安身立命之所，而对于很多人来言，房子如同老婆一样，一辈子只有一位，所以大家对房子的选择都持着相对审慎的态度，希望能选购一处让自己居住和出行方便，又对自己身心健康和命运有益的住房。

1.楼盘位置选择

（1）大环境

古人认为，房屋所处位置应该属阳，阳气充足，这样居住之人阳光四射，精力充沛。而这种位置就是风水学上常说的龙头位置，这种位置在城市里多处于繁华地段，气场旺盛、能量充足。但是现在很多老百姓都买不起这种地段的房子，但在较偏僻处买房，也要注意楼盘最好背山面水，但是不能离水太近，能望到水即可。很多人喜欢在海边买房子，觉得风景绝佳，其实在风水学上看来，房前一片汪洋，不适于聚财。在中医看来，住所太过靠水，湿气太重，容易困脾，脾失升清运化，则容易腹泻、头晕、出血等。另外，如果在山中建房或居住，应选择山坳间，不要选择山顶。因为山顶雾气或露水较重，风大寒盛，对人健康不利。古人的风水观就是山管人丁，水管财。众山环抱，藏风聚气，楼盘处在万绿丛中，前面有碧波荡漾的河流或池湖，坐北朝南。这就是最好之选。

中国人自古就有登高远望的情结，"会当凌绝顶，一览众山小"，这种站在高处，领略造物主鬼斧神工的激动心情，也只有身临其境者才能体会得到。因此，选择住所，如若靠山，则应观其气象，一般而言，植被茂密、郁郁葱葱，山形奔腾起伏的山脉，能给人一种积极向上之美感，使人心胸开阔，心境疏朗。而怪石嶙峋、寸草不生的山脉，毫无生机可言，人在其中，也不会有"把酒东篱下，悠然见南山"的暇情和惬意。

（2）小环境

现在人住宿环境相对古人来说，有天壤之别。古人可以有前院后院，院里可以种桑植槐。房屋虽为土坯、茅草结构，但多坐北朝南，采光、通风俱佳，厕所和浴室远离卧房，干湿分区、净污远隔，十分利于人体健康。现代人用一辈子的积蓄都不一定能买到方向、通风、采光如古人居所的房屋，更不用讲宽敞的院落及其所带来的夏季的荫凉、秋季的佳果和儿孙绕膝奔跑、嬉闹的欢乐场景等。

因其难能可贵，更要努力追求。因此选择楼盘时，除了看整体的大环境，对其有影响的小环境也应该注意。

楼盘地势要平坦，整体相对方整、和谐，不能前宽后窄、前高后低，这种选择和设计不利于采光和通风。很多喜欢旅游的人都知道，黄土高原地势陡峭，很多村落民居都如梯田一般上下而建，但自古至今，这些建筑都是坐北朝南，前低后高，充分考虑了每家每户的采光和通风，对庭院中植物的生长也有好处。因此楼盘的最佳地势也是前低后高，前后坡度缓、落差小。若楼盘地势不平整，前后落差很大，呈急坡样或楼盘中有悬崖峭壁，这样的楼盘根基情况堪忧，而且存在较大的安全隐患。

楼盘周围配套设施完善，但不嘈杂烦扰，这样才适宜生活起居，尤其对三代同堂之家，上有老下有小，住在人流较多、噪音充斥的环境中，不利于老人的静养，也不利于孩子的成长。而且闹市之中或大路两旁，三教九流、鱼龙混杂，出现人祸的几率也相对较高。因此古人也认为，居住之地应不能直冲道路、三岔路口，也不能在菜市场、工厂、政府机关等附近。另外，为了周围空气质量和卫生保证，住所也应远离公厕、垃圾池、屠宰场、殡仪馆等地。

2.楼房位置选择

楼房尽量在楼盘中间位置选择，不能选楼盘四角位置的楼房，也不能选择直对道路或道路尽头的楼房。如果楼房是一排排而建，比较有规则，也不能在一排的两头处选择，应该选择中间位置的楼房。如果楼房不是成一条直线排列，中间由多栋楼房组成，则应选最前排的楼房，中间没有则应选左边的楼房。选择中间的楼房，古人认为是雄踞中间，左边的楼房则是青龙之位，寄予了古人步步高升的良好愿望。

所选楼房还应注意前面地势开阔，主路被绿色植物环抱，设置有序，楼房后最好还有较高的楼房紧靠，这种格局类似于背靠青山之势，是小格局中的最佳局势。不能选择楼盘中最高或最低的楼房。"高处不胜寒"，楼房突兀而出，风水难聚；而楼房较低，为其他楼房气势所压，享受不到清风阳光，对身体和心理健康都不利。

楼层的选择，从采光和空气卫生的角度来说，一般在10层左右比较合适。因为靠近地表的大气分为三层，1～30米为大气底层，这一层中各种污染物及有害气体是三层中最多的；30～40米是涡流层，这个层面空气流动性非常大，空气相对干净；40米以上区域空气流动性反而不如中间层，而且很多轻质有害气体往往就积聚在40～200米这个范围内。而对于噪音的影响来说，高层11～14楼是噪音最大，从上往下递减。因为噪音会反射和折射，并不是所有高层的噪音比低层明显。如果噪声主要来源只有马路，往往低层楼房噪音最小，中间层最大，再高层又逐渐变小。这是因为噪音经过地面或对面建筑反射，主要反射到高层建筑中部，再往上，反射就会减少，噪音的感觉也相对减少。另外，高层楼房的声源比低层多，这也是造成高层噪音大的原因。比如一些楼房水、电设备主要放置在某些楼层，那么这些楼层下的人就会感觉到明显的噪音，生活在这些楼层之上的人噪音的影响相对就会减弱很多。

另外，如果楼层比较高，在30层左右，还要看整栋楼电梯的多少，如果相对每层的住户，电梯较少，这样上下班的时候等电梯时间就会很久，因此可以选择较低的楼层，电梯繁忙时，可以走楼梯，这样也能促进身体健康。

3.商铺位置

（1）商铺位置最好选在比较繁华的地段，这样人气旺，财气也旺。

（2）商铺宜宽敞明亮，门前地带也不能太过狭窄，这样通风、采光均好，对人体有利，也可以吸引顾客驻足，同时还可减少各种安全隐患的发生几率。

（3）商铺最好坐北朝南，避免东北方向，这样可防止夏季的暴晒和冬季的寒风，减少外邪对人体的侵害。

（4）店铺外观造型应明朗清新，同时又具有鲜明的行业特点。明朗清新的色彩和格调能给人以积极的心理暗示，对人体正气有促进和提升作用，能明显增加顾客量。

四、择善而居，优化居室布局

住得安全，卫生乃第一要务

近些年因为装修污染，对人体造成极大伤害而对簿公堂的事件常有发生。人们长期接触低浓度甲醛可有轻度眼、鼻、咽喉刺激症状，并造成皮肤干燥、皲裂，甲软化等，而油漆中的苯可使人体产生造血系统的改变，白细胞、血小板减少，重者会出现再生障碍性贫血。因此，家庭内部环境的建设非常重要，尤其是在讲究装修，甚至过度装修的今天，室内卫生日益受到人们的重视。

1.室内卫生的标准

近年来来相关组织确定的室内卫生标准如下：

（1）室内引起过敏症或致病的浮尘、细菌、化学物质浓度不超过一定含量，家装材料中易挥发性化学物质不过量使用。

（2）阳光中的紫外线能杀死各种致病微生物，因此室内采光要好，窗户的有效面积和房间地面面积之比最小为1：15，居室里每天能保证2小时以上日照时长。

（3）合适的室内高度使人感觉舒适，当室内净高小于2.55米时，室内二氧化碳的浓度较高，影响室内空气质量。一般认为，净高不低于2.8米时，人体感觉最舒适。

（4）室内适宜的温度、湿度和通风环境是：冬季不低于12℃，夏季不高于30℃；相对湿度不大于65%，风速在夏季不小于0.15米/秒，冬季不大于0.3米/秒。

（5）居室中噪音住宅卧室、客厅的允许噪音声白天应小于或等于50分贝，夜间应小于或等于40分贝；电磁辐射在1天24小时内，任意连续6分钟按全身平均的比吸收率（SAR）应小于0.02瓦/千克。

2.家中常见的健康威胁品

化妆品：很多化妆品中甲醛、树脂含量超标，长期使用，会损害健康。一些粉类如粉饼、散粉、爽身粉中含有滑石，长期使用，其中所含的铅对人体也会造成一定的伤害。

衣物：很多衣物甲醛超标已是不争的事实。很多尼龙类衣物中尼龙聚酯类合成纤维织物经人体加温后，可释放出微量的"塑料单体"，对人体皮肤有刺激作用，容易引起瘙痒。有一些衣物加工时加入过量的松软剂、气溶胶及抗静电剂等，对人体都有潜在的危害。

办公用品：办公室中或学生常用的涂改剂、墨水清除剂、打印修改液等都含有苯和汞等毒性化学物质，过多接触这些物质，能使人心跳加快、心率不齐，严重者可发生急性心衰等。

洗涤用品：洗洁精、洗衣粉、洗衣液等是家庭常用清洁品，电视广告中都号称安全无毒等等。但实际上洗涤用品中所含的表面活性剂、助洗剂及其他的化学添加剂容易对皮肤造成不同程度的腐蚀和伤害，残留在碗、盘子上的洗涤剂更易损害家人健康。洗衣粉中的烷基苯磺酸钠日积月累地在人体中积蓄，易导致女性患乳腺癌、多发型子宫肌瘤、不孕症。研究表明，几乎60%以上的妇科病都跟洗衣粉有关系。同时洗衣粉的中的苯、铅等多种对人体有害的物质会通过衣物进入人的体内，最终渗于血液中的胆固醇会增高，并加快肝脏合成胆固醇的速度，加速造成动脉硬化、高血压、心肌梗死等血液系统的病变。

家居用品：杀虫剂、空气清新剂等物品中化学物质含量较多，过量使用，对人体造成刺激，容易出现头痛、头昏、胸闷、乏力、眼鼻刺痛、流涕等症状。

3.室内环境不良的人体表现

（1）家人容易感冒，常有咳嗽、流涕、咽中异物感、呼吸不畅等症状，每天清晨起床时，感到憋闷、恶心，甚至头晕目眩。

（2）家人常有皮肤过敏瘙痒、红疹的表现，换个环境后，症状减轻或明显好转。

（3）室内的植物不易成活，一些生命力很强的植物也难以正常生长。

（4）新婚夫妇不采取避孕措施而长期未孕。

（5）家中小动物不能长养，容易生病甚至死亡。

（6）上班时感觉咽痛、呼吸道发干，时间长了头晕目眩、容易疲劳，下班之后症状缓解甚至消失，同楼其他工作人员也有同感。

现代家居不可不知的三大防范

现代人生存空间减小，卫生问题繁多，加上装修污染、噪音污染、家电电磁污染等等不一而足，如何减轻污染，净化生活环境，是保持人体健康的重要问题。

1.空气污染的防范

居室中空气的污染，主要包括厨房煮饭炒菜产生的一氧化碳、氮氧化物及强致癌物。室内装饰材料、化妆品、新家具等散发出的有毒有害物质，主要有甲醛、苯、醚酯类、三氯乙烯、丙烯腈等挥发性有机物等；人体代谢产物也能形成污染，每人每天呼出约500升二氧化碳气体，人的皮肤散发的乳酸等有机物则多达271种；另外，还有各种细菌、病毒、真菌、花粉和尘螨等微生物造成的居室污染。

在选择装修材料时，选择带有环保标志的绿色装饰材料，这种材料甲醛含量一般不会超标。而新装修的家居，通风情况良好的情况下，装修后1天甲醛浓度下降62.5%，7天后下降74.55%，一个月下降80.40%，三个月下降80.59%。相关专家建议铺地板1个月后、涂刷涂料2个月后、装修壁纸和地板3个月后，再迁入新装修的居室居住。

抽油烟机能抽走厨房产生的各种废气，做饭或烧水时，关闭厨房门，打开窗户和抽油烟机，这样有利于空气流通，消除厨房造成的空气污染。

研究表明，马桶周围1立方米左右的空间内，充斥着大量的大肠杆菌、痢疾杆菌、金色葡萄球菌等，因此马桶冲水时应放下盖子，平时不用时盖上盖子，定期清洗马桶，马桶水箱中放置固体缓释消毒剂，并常用八四消毒液稀释后清理马桶周围，以减少病菌的传播。

空气中细菌、尘螨等随空气流动传播，家中清理卫生时，最好使用吸尘器或湿的抹布和拖把，使用笤帚时，动作宜轻。干抹布或尘掸只会使细菌、尘螨等随尘土到处飘散。另外，地毯也是家中藏污纳垢的重要场所，应定期清洗、暴晒，如无特殊需要，尽量不使用地毯。

通风和日照，是保持居室空气新鲜洁净最有效、最经济的办法，因此，风和日丽的时候，多开窗通风，把阳光迎进来，这样家里的空气流通加快，病菌微生物不能滋长，人自然舒适健康。另外，有条件的话，可以使用空气净化器，能够吸附、分解或转化空气中的有害物质和气体，有效提高空气清洁度。

2.电磁辐射的防范

所有家电都会产生电磁辐射，比如电视机、电脑、微波炉、手机等。电磁辐射的伤害往往是缓慢、隐性的，长期、过量的电磁辐射会对人体神经系统、生殖系统等造成伤害，会使人头晕头痛、睡眠障碍、记忆力减退、心动过缓、血压下降等。尤其对于孕妇来讲，可导致胎儿流产或新生儿发育不全、畸形等。因此，防范家电辐射成了现代家居健康的主要方面。

常用电器中辐射比较强的有微波炉、手机和吹风机等。因此微波炉工作时，应退后一米左右，最好不要和微波炉在同一个房间中，微波炉停止工作一段时间后，再开启微波炉。孕妇尽量不要接近微波炉，经常用微波炉烹煮食物最好穿屏蔽围裙或防护衣。

手机是现代人必备的通讯工具，人们一般都随身携带，或挂于胸前，或悬于腰部，甚至睡觉的时候也都放在枕头旁，殊不知，这样对人体健康也会产生很大的影响。手机挂在胸前，会对心脏和内分泌系统产生一定影响，如果男性将手机经常挂在腰部或腹部旁，电磁波可能会影响其生育机能。晚上睡觉时，手机放枕头旁，会引起头痛、头昏、失眠、多梦和脱发等症状。平时接打电话时，应尽量使用耳机。研究证明，手机已经拨出而尚未接通时，辐射最大，辐射量是待机时的3倍左右，这个时候应尽量和耳朵保持一定距离，这样才能防止电磁辐射对人体造成伤害。

另外，不起眼的小家电吹风机，辐射值达350mG左右（mG：毫克斯是磁场强度单位），而电视机和电脑显示器，辐射值分别约为45mG和100mG，远远低于电吹风的辐射量。但是电吹风辐射最大的地方是电吹风后端，而电吹风的出风口，安全系数高出很多。在距离出风口3厘米处，低频辐射量为42.8mG，我们平时吹头发时，与吹风口相隔8～10厘米，辐射量大大减弱。因此，孕妇只要远离吹风机的后端，就能防止吹风机对胎儿的辐射伤害。

过期电器的电磁辐射也会大大增加，为了健康，要舍得淘汰超龄服役的旧家电产品。购买二手家电产品时，要确保产品在安全使用期限内。单一的家用电器辐射较小，但一个房间摆放多种家用电器，这些电器产生的所有辐射就会叠加在一起，对人体产生危害。因此，日常生活中，卧室尽量不要摆放家电，对于家电集中的房间，要注意通风释放电磁辐射。

3.静电的防范

静电是人体中产生的生物电能，人体细胞带电。人体细胞的活动都是生物电的方式进行的，而人体活动时，人体自身各器官之间或与其他物体相互接触及分离时都会产生静电，如干燥季节，人们脱毛衣、化纤衣服时，或用塑料梳子梳头发时，都会产生静电，甚至出现电火花，有时还会有瞬间被电击的麻木感觉。

人体在不同的环境条件下，所积聚的静电电压是不同的，天气越干燥或越寒冷，人体积聚的静电压就越高。尽管人体自身可带有很高的静电，但人一般不会感知。积聚过高的静电会导致人体微循环系统、微神经系统等失调，危害人体健康，尤其老年人，体液含量较少，皮肤干燥，心血管系统老化，容易受静电的危害而引发心血管疾病。

防止静电对人体的危害，可以于秋冬气候干燥时，室内使用加湿器调节空气湿度，使室内空气的相对湿度达到45%以上；老人、小孩、静电敏感者，以及不明病因的心脏患者神经衰弱和精神病患者，尽量穿纯棉内衣、内裤；勤洗澡、勤换衣服；休息时，可以赤脚直接接触地表；久居高楼者应常到室外走走，这样人体就不容易产生静电，人体表面和体内积聚的静电荷也能得到消除。

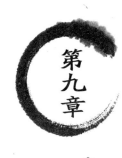

第九章

《黄帝内经》孕产养生秘笈：
美丽添新意，育儿有活力

人之所有者，血与气耳。
——《素问·调经论》

人体由气血所组成，气血是人体之所以存在的根本。

气血是健康的决定性因素，人体的各种外在表现都由气血所主宰。气血是女人美丽的内在基础。气血的盛衰和运行状况也直接影响着容颜的状况。怀孕和生产是女人一生中最特殊和最重要的时期，所以要格外注意补充气血。只有气血充足，妈妈才会更美丽，宝宝也才会更健康。

一、孕：十月幸福，完美孕妈

孕期女人常见的皮肤问题

女人的一生要扮演许多的角色，要为人女、为人妻、为人母。为人女时，会感受到父母的疼爱；为人妻时，会感受到丈夫的呵护；为人母时，会感受到母爱的伟大。如果说结婚是女人一生中最美丽的时刻，那么怀孕理所应当是女人一生中最幸福的时刻。

怀胎十月，决定成为母亲的你不仅要准备好享受天伦之乐，还要对身体可能发生的变化有所了解，懂得小心处理，身体才会更好合作。其实，孕期并不似你想象中那般痛苦，倘若懂得如何呵护自己，10个月光阴就会轻轻松松一晃而过。有的新妈妈在镜子中欣赏自己时，蓦地发现，往常那充满青春活力的面庞出现了令自己感到困惑的现象：面部皮肤松弛，皱纹迭起，眼圈发黑，怀孕期出现的棕色蝴蝶斑更加明显。

（1）难看的妊娠纹。怀孕时由于胎儿的不断生长，腹部不断膨胀，使得腹部的皮肤出现过度的伸张，皮下的很多胶原纤维最终被"拉断"，使皮肤形成了一种特殊类型的疤痕。

（2）暗疮。皮肤因为受到激素的影响，使得皮肤的底层缺乏滋润，再加上孕妇要提供营养给体内的胎儿，导致孕妇本身出现缺水的现象，因此有些孕妇的皮肤变得特别粗糙。

（3）皮肤油腻。孕妇新陈代谢缓慢，皮下脂肪大幅增厚，汗腺、皮脂腺分泌增加，全身血液循环量增加，面部油脂分泌旺盛的情况会加重，皮肤变得格外油腻，"T"型区域更甚。

（4）皮肤瘙痒。约有20%的妇女在怀孕期间，身体的不同部位会出现瘙痒的情况。医学上将这些症状统称为"妊娠瘙痒症"。由于冬季气温低，湿度也较低，皮肤油脂及汗液分泌较少，皮肤容易变得干燥，尤其是晚上盖上棉被之后，更容易感觉到痒，这类情形俗称为"冬季痒"。皮肤如果过度干燥导致皲裂时，甚至可能产生湿疹，因此，医学上又称之为"缺脂性湿疹"。

（5）怀孕还会让女人的脸上、身体上冒出各种色斑。由于孕激素的关系，皮肤失去了以前的柔软感，而略呈粗糙，甚至会很干燥，有些区域会出现脱皮现象，脸部的色素沉淀也会增加。

孕期女人日常皮肤护理

孕期女人的皮肤很脆弱，日常保养护理需要特别注意。怀孕期间最好禁止使用化妆品，因为化妆品中的化学物质，通过皮肤的吸收进入胎儿体内，会对胎儿的发育造成一定的影响。除非有特殊的活动，妈妈怀孕时不宜化妆。妈妈从怀孕的第一天起，她的酸碱度就向酸性倾斜，这时妈妈的脸上就会长出黄褐斑和蝴蝶斑，而人的血液只有在酸碱平衡的情况下，皮肤才能光亮、洁白、没有色斑。从怀孕起，妈妈就调动全身所有的养分，通过胎盘输送给婴儿。所以孕期中，妈妈一直处于一个慢性疲劳阶段。

（1）清洁：怀孕期间温和的洗面奶还是可以用的，不过每次的量不要太多。具体步骤是温水洗脸，用小毛巾从下往上，反着皮肤生长的方向洗，然后用少量的洗面奶继续清洁，再用清水冲洗，最后用冷水轻轻拍打面部，清洁完毕。

（2）保湿：可以用天然材料制成面膜敷脸。如蜂蜜、蛋清、牛奶、果汁、蔬菜汁等。另外，也可以用一些专业的孕妇护肤品。

（3）防晒：防晒护肤品中多含有一些化学物质，因此准妈妈防晒应尽量以物理防晒为主。如可以应使用纯植物粉饼擦脸防晒，同时要注意出门的时段，避开中午12点到下午2点阳光最强烈的时段出门，出门时准备太阳镜、遮阳帽、太阳伞等防护品。

孕期有哪些注意事项

怀孕应注意：注意适当的劳动和休息，但不要进行剧烈运动或繁重的体力劳动，防止腹部受撞击；要保证8小时的睡眠和左侧卧位的姿势；衣着要宽大舒适、柔软；预防各种传染病，特别是病毒性传染病；避免接触放射线；有病服药要慎重；不要吸烟饮酒；不要接触有害物质；注意饮食与营养；要经常洗澡，保持清洁卫生；精神要愉快；要节制性生活。

二、产：幸福升级，美丽满分

产后保养很重要

在十月怀胎、一朝分娩后，准妈妈终于成功完成了生命中最重要的角色转换，承担起抚养一个小生命的责任。而此时产妇身体的各个方面都在慢慢恢复中，如果此时不注意，身体恢复不好，可能会留下各种疾患。而对于爱美的年轻妈妈来说，更要注意产后皮肤和身材的恢复。

产妇分娩后，因为脏腑功能暂时失调，身体虚弱，抵抗力差，需要在月子中休息保养使之恢复正常。产妇在坐月子期间，不单要承担喂养新生儿的使命，并且还要适应机体各种的变化，子宫因胎盘剥离还留有创伤表面，外阴也还有充血、水肿的情况，若稍有疏忽，极易发生感染，导致阴道炎、宫颈炎、子宫内膜炎、输卵管炎等。

要是月子里日常生活失慎，如受生冷，或感染风寒等，使寒邪侵袭，致血脉凝滞，引起头疼、腰腿痛、腹痛及全身酸痛，若不及时调理将会留下病根，造成疾苦。要是产妇在月子里劳累过度，还容易导致子宫脱垂。"犯时微若细毛，成病重如泰岳"，充分证明了产后休息和保养的重要性。要是产后休息和保养得好，产妇精力旺盛，身体就能很快地恢复正常，乳儿也能从中受益。

因为分娩时各类营养物质的储蓄都有消耗，而产后大出汗、恶露过多，也要丧失一部分营养。所以，应补充充足的营养物质，恢复产妇气血运行畅通旺盛，这对于防治产后病证，帮助产妇恢复康健，维持新生儿的生长发育都有十分重要的意义。

在冬季分娩的产妇，身体虚弱，再加上气温低，空气干燥，且多处在装有暖气的室内，因此易出现冬燥症。皮肤干燥、瘙痒这些困扰，都是产妇必然会遇到的。预防皮肤干痒症，首先要减少洗澡的次数，应当由平时的每天一次改为三天或一周一次。洗澡水不要太热，应选择温和的洗面奶，或稍偏酸性的沐浴乳，不要用肥皂。

静电骚扰：冬季人体容易产生静电，持久的静电可引起人体血液的pH值升高，尿中钙排泄量增加，血钙减少，对产妇的健康危害最大，让产妇们容易感到疲劳、烦躁和头痛等不适。预防静电骚扰，可在室内多种些适宜的花花草草，让环境保持适当的湿度；选择合适的加湿器是较好的办法。毛质或化纤质的衣服容易产生静电，产妇最好多准备些纯棉质衣物。如果室温允许，产妇们不妨赤脚在室内行走。

口角炎：冬天天气干燥，嘴唇干燥，有些产妇嘴角皲裂，出现口角炎。所以在冬季产妇们要比平时补充更多的水分，适当补充维生素，特别是维生素B_1、B_2对预防口角炎有较好的效果。

鼻子痒痛：进入冬季，好多鼻子从来不出毛病的产妇常出现鼻干、鼻痒，甚至有的还频繁地流鼻血。预防鼻子痒痛，要注意不要在特别干燥或气味过于浓烈的地方停留过久。如果鼻子干痛得厉害，只要不流鼻血，可以用温热湿毛巾轻轻捂一会，并养成勤喝水，多吃新鲜蔬菜和水果的习惯，以补充水分和维生素。

产后的饮食调理

怀孕期由于身体的变化，准妈妈们肌肤状态下降，面色变差，身体也变得浮肿，但是为了宝宝的健康，准妈妈们往往不敢进行肌肤的保养。产后如何很快恢复健康和美丽呢？让我们从以下方面入手。

◎ 1.鸡蛋芝麻

【功效】润肠通便、补肺益气、滋补肝肾、养血增乳，适于产后乳汁不足者食用。

【原料】鸡蛋2~5个，芝麻适量，精盐少许。

【制法】将芝麻淘洗干净，沥干水分，炒香，与精盐混合均匀，碾碎。鸡蛋用水煮熟后，去壳，蘸芝麻食之，连服3~5日。

◎ 2.花生米粥

【功效】养血补血、补脾止血、润肺、增乳。

【原料】花生米、粳米、冰糖各100克。

【制法】将花生米用清水浸泡5~6小时，换水洗净；粳米淘洗干净。锅置火上，放入适量清水、粳米，先用旺火烧沸，加入花生米，转用文火煮至粥成，以冰糖调味，即可食用。

◎ 3.黄花杞子蒸瘦肉

【功效】补气、补血、催奶。

【原料】瘦猪肉200克，黄花菜15克，枸杞子10克，料酒、酱油、香油、淀粉、精盐各适量。

【制法】将瘦猪肉洗净，切片。黄花菜用水泡发后，洗干净，与瘦肉、枸杞一起剁成蓉。将猪肉、枸杞子、黄花碎蓉放入盆内，加入料酒、酱油、香油、淀粉、精盐搅拌至黏，摊平，入锅内隔水蒸熟即可。

产后的日常保养

大多数的产后新妈妈，肌肤会显得干燥，乳房失去弹性，腹部也没有了原来的线条。建议新妈妈们为了往后的生活着想，不可因为忙于育儿，而忽略了自己，也要重视皮肤的保养。新产妇多吃含水分高和维生素高的水果，尽量选择性质不寒凉的水果食用，否则容易伤胃。如苹果、橙子、西红柿、荔枝、芒果、榴莲等。如果产妇阳气虚弱，建议把水果用热水泡热后食用。

新妈妈应保证均衡、营养的膳食，避免过多摄入碳水化合物和过剩的热量，导致体重增长过多。但有一些新妈妈急于节食瘦身减肥，这样既不利于自身健康，也不利于婴儿的发育。因此新产妇应适当吃点肉食，注意荤素搭配，如果完全没有脂肪，皮肤也会显得很粗糙。

再就是外部调养。每天用保湿洗面奶洗脸，洗完脸后马上用棉花蘸爽肤水扑打在脸上，再涂抹一些保温类的眼霜和面霜即可。对护肤品和化妆品上的选择是有讲究的。由于婴儿易受化学物质的影响，给婴儿哺乳的女性应慎用香水类产品，含激素、重金属的美白化妆品和指甲油，使用这类化妆品，在哺乳、亲吻、爱抚小孩时可以间接进入孩子体内，对婴儿生长发育不利。一些产妇涂抹的瘦身霜，建议也不要大面积涂抹，以免被宝宝"误食"。

很多妈妈反映，产后易出现脱发症状。一般来说，脱发是在产后4～6个月之间发生的，主要是因为体内雌激素含量开始减少，头发生长速度减慢造成的。节食、挑食等也会导致脱发，还有产后精神压力过大等，都会加重脱发。这时可以按摩头皮，促进头皮的血液循环，增加营养以满足头发的需要。专家建议最好不要用吹风机，长期使用吹风机，头发易干燥分叉，这是有害无益。

还有，每天应坚持适度运动，如散步等，可消耗身体内多余的脂肪。用温水洗澡，促进皮肤血液循环，但淋浴时水温也不宜过高，可以用微凉于体温的水冲洗腹部，并轻轻按摩腹部皮肤，从而增强皮肤弹性。也可以使用一些正规品牌的妊娠纹霜，涂抹腹部、腰部、手臂、大腿根部等，进行打圈按摩，来增加皮肤的紧致和弹性，可以有效地消除妊娠纹。

参考文献

佚名.黄帝内经[M].姚春鹏，译.北京：中华书局，2010.

李德新.中医基础理论[M].北京：人民卫生出版社，2001.

梁繁荣.针灸学[M].北京：中国中医药出版社，2005.

秦璞.日常饮食宜忌全书[M].青岛：青岛出版社，2006.

王焕华.中华食物养生大全[M].广州：广东旅游出版社，2007.

丛书编委会. 天天饮食：天天煲靓汤200例[M].长春：吉林科学技术出版社，2004.

戚文芬.蔬菜这样吃最健康[M].北京：中国旅游出版社，2008.

刘占文.中医养生学[M].北京：人民卫生出版社，2007.

张其成.《黄帝内经》养生大道[M].南宁：广西科学技术出版社，2010.

王文波，周善文.病由心生全集[M].北京：北京科技出版社，2008.

郭翠娟，雨琦. 30+女人气血养颜经[M].北京：中国长安出版社，2010.